JN243578

5W1H

× 感染対策

6つの要素で対策の肝をつかもう！

浜松医療センター 副院長・感染症内科長・衛生管理室長

矢野邦夫 著

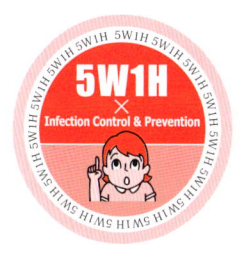

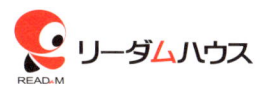

はじめに

　2002年11月に中国広東省で発生し，世界32ヵ国に広がったSARS（重症急性呼吸器症候群）を台湾で日本のマスコミが取材していた時の光景です。彼らはN95マスクを着けて，マイクを持ち，小走りでレポートしていました。ただし，N95マスクは呼吸を楽にするために下のバンドを外したままで…。

　SARSは空気感染するためN95マスクが必要なことは取材者も知っていたのでしょう。しかし，どう使うべきかを理解していなかったようで，N95マスクを顔面に着けていればよいという形式的な感染対策で取材に当たっている姿をテレビで観て，とても危うく感じたものです。

　こうした場面は，病院でも散見されます。医師や看護師が「サージカルマスクから鼻を出して廊下を歩いている」「患者をケアした手袋を装着したまま，電子カルテのキーボードを叩いている」などなど。これは，個人防護具の本来

の目的が理解されていない典型です。

　形式的な感染対策で患者や医療従事者を感染症から守ることはできません。"やらされる"感染対策には何ら実効性はないのです。実効性のある感染対策，すなわち"意図を持って自ら進んで行う"感染対策が隙間なく実施されなくてはなりません。そのためには，対策を5W1Hで理解することが大変有効です。

　本書では，「誰が？」「いつ？」「どこで？」「どんな理由で？」「何を？」「どのように？」の6つの要素から個々の感染対策を解説しました。5W1Hを理解して対策の肝をつかむことは，必ず効果的な感染対策の実施につながります。

　本書が提示する視点が感染対策に携わるすべての方々に役立つものとなれば幸甚です。最後に今回の企画を提案いただいたリーダムハウスの多賀友次氏に謝意を表します。

2018年11月吉日
浜松医療センター　矢野邦夫

5W1H×感染対策
6つの要素で対策の肝をつかもう！

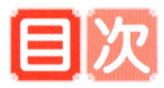

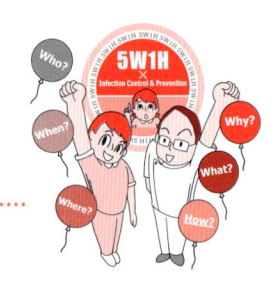

Part 2　5W1H×病原体別感染対策

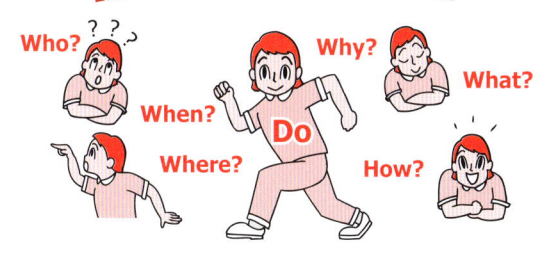

Infection Control & Prevention

Who?　Why?　What?　When?　Do　Where?　How?

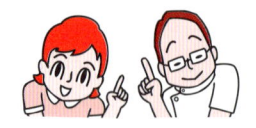

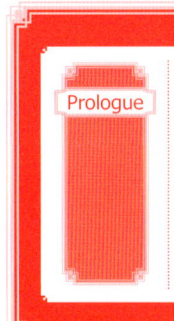

Prologue

感染防止は5W1Hで対策の肝をつかもう！

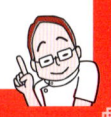

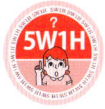 × **感染対策**

- 文章を書く際の重要な要素に 5W1H がありま
す。5W1H とは，Who?（誰が？），When?（い
つ？），Where?（どこで？），Why?（どんな
理由で？），What?（何を？），How?（どのよ
うに？）の 6 つのハテナ（？）を指しますが，
これらのハテナの答えが人に情報を伝える必
要不可欠の要素ということです。たとえば，
新聞記事やニュース原稿には，5W1H が明確

5W1H は情報の必須要素

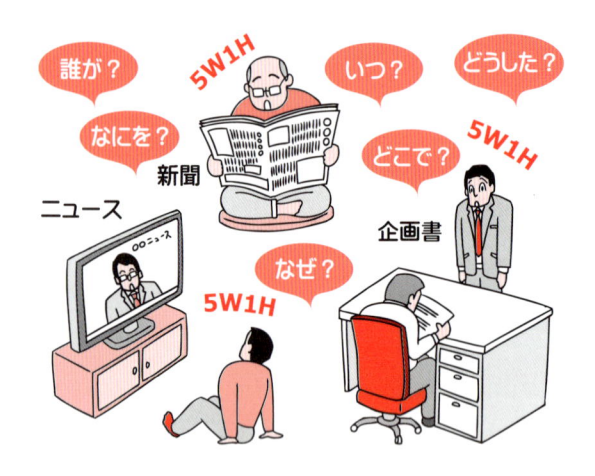

に示されていないと，どんな出来事であった
のか，どんな事件や事故が起こったのかとい
う情報を読者や視聴者に伝えることができま
せん。仕事で企画を通したいような場面でも，
企画書に 5W1H の要素がないと，相手への説
得力に欠け，早々に却下されてしまいます。
◉ 5W1H は人の行動にも重要な意味を与えま

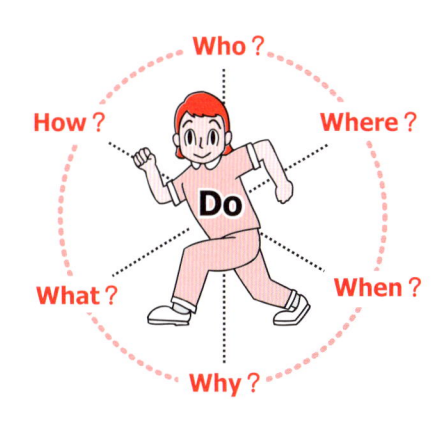

す。とりわけ何らかのルールに基づいた行動制御が求められる場合です。感染対策もそのひとつです。

◉ 感染対策は病原体から人を守る感染防止を第一の目的とした様々な行動の総体です。感染防止ために，" ○○しなければならない "，" ○○してはいけない " を複合的に組み合わせて具体的に行動を制御しているわけです。感染対策の各種ガイドラインは，すべて感染防止に向けた行動制御の集積と言えるでしょう。

◉ 人の行動制御の上に成り立つ「感染対策」は，往々にしてやらされる感染対策になりがちです。たとえガイドラインを取り入れた感染対策であっても，それが院内のルールとして現場スタッフの行動を制御する段階になると，"やらされる"感染対策に一変してしまいます。

◉ やらされる感染対策には，"**意図**"がありませ

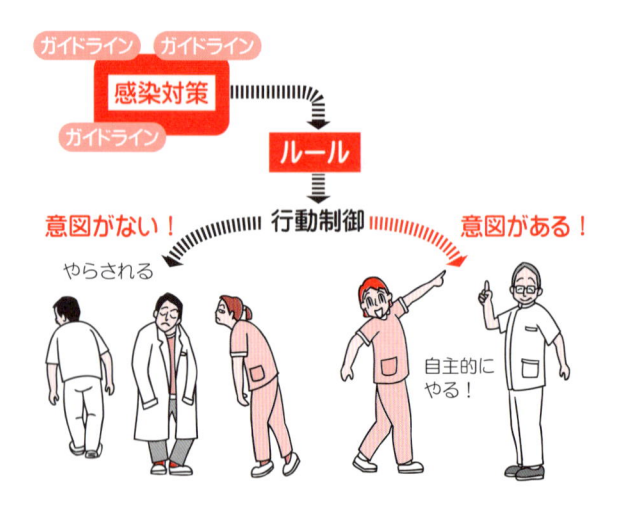

ん。意図がない感染対策は，行動の必要性，理由が理解されないまま現場でただ受動的に実施されている状況です。こうした状況の一番の問題は，やらされるからいずれやらないへと向かう危険性を孕んでいる点です。

- すべての感染対策は，感染防止に向けた意図を持って行われなければなりません。そこで大切なのが 5W1H の概念です。現場で実行する感染防止行動のひとつひとつを 5W1H で理解しておくことが重要なのです。

- 行動を 5W1H でみる時，なくてはならない要素が Why，つまり，なぜそれが必要かという理由です。「**なぜ**○○するか？」（Why ？）→「**なぜなら**○○だから」（Because）→「では**何を**するか？」（What ？）→「そのために**どうす**るか？」（How ？）という流れで意図を持った行動へとつながっていくわけです。

- 感染対策も同じです。しかし，病院で行う感染対策は，現場での行動レベルでみると，実に多種多彩です。Why を起点として時には**誰**

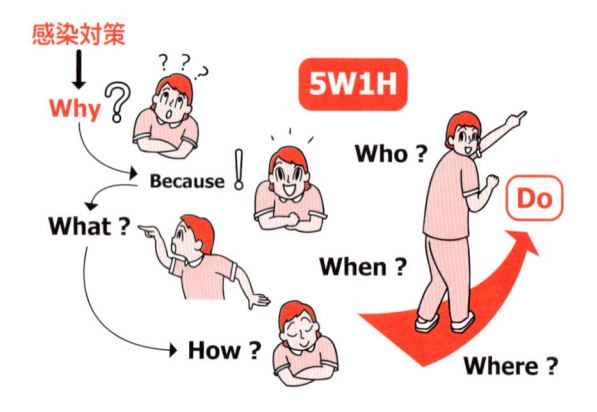

が行うか（Who？）が重要な場合もあります。いつ行うか（When？），どこで行うか（Where？）が対策のカギを握ることもあります。もちろん**何を**？（What？），**どう**行うか？（How？）が一番のテーマとなることもあります。感染対策としての各々の行動の重要度，優先度を5W1Hを通して理解していくことで対策の本質が見えてきます。その時，やらされる感染対策は，自主的・意図的に行う感染対策へと変わっていくはずです。

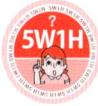 **×　手指衛生の5つのタイミング**

⊙　WHOが提唱する「手指衛生の5つのタイミング」[1]を5W1Hに当てはめてみると，「あなた／スタッフ（Who）は，病室内（Where）で，患者さんのケアやそれに付随する行動をする時（When）に，手指に病原体が付着していると患者さんに感染してしまうので／ケア中にあなたが感染曝露してしまうので／手指に付着したかもしれない病原体を病室外に持ち出してしまうので（Why），アルコール手指消毒薬による手指衛生（What）を洗い残しのない方法（How）で実施しましょう」となります。

⊙　病室内での感染対策で最も重要なことは，病室に入ってから病室を出るまでの間に「病原体を病室に持ち込まない，病室から持ち出さない」ということです。そして「病原体を持ち込まない，持ち出さない」ために最も大切な要素が，手指衛生のWhen（タイミング）な

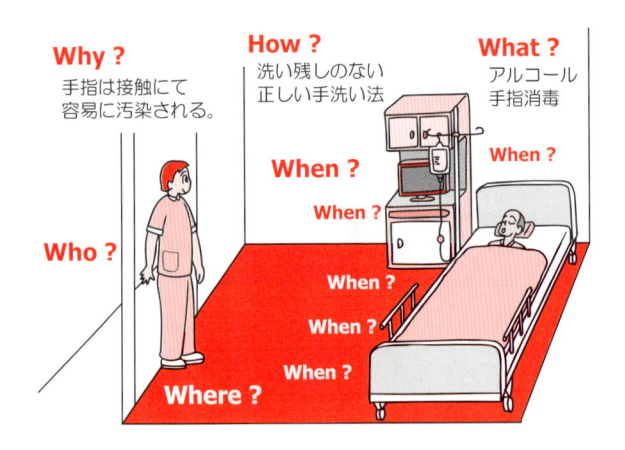

のです。When を誤ると「病原体を病室に持ち込んでしまう，病室から持ち出してしまう」ことになりかねません。

◉ ここで注目したいのは，「手指衛生の5つのタイミング」を 5W1H でみる時，When（手指衛生のタイミング）だけが病室に入ってから決まる，つまり，あなたが決めなければならない要素だということです。他の要素（Who；あなた，Where；病室，Why；手指衛生を実

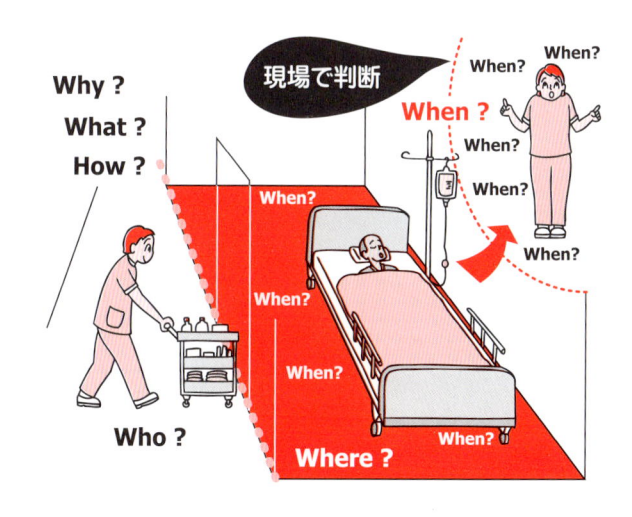

施する理由，What；アルコール手指消毒，
How；正しい手洗い方法）は病室に入る前に
すでに決まっています。問題は"いつやる
か？"なのです。

◉ こんな誤解はないと思いますが，「5つのタ
イミング」だから，病室では手指衛生を5回
実施すればよいということではありません。
実施者が病室で行うケアの内容によって4回

でよいかもしれませんし，6回，7回必要な
ケースもあるのです。つまり，病室に入って
からケアを終わって病室を出るまでに「手指
は接触によって容易に汚染される」という事
実と「病原体を病室に持ち込まない，病室か
ら持ち出さない」という意図の組み合わせの
数だけ手指衛生が必要だということであっ
て，あなた自身（実施者自身）がその場で判
断して実行されなければならないぶっつけ本
番の行動であることを意味しています。これ
がまさに「手指衛生の5つのタイミング」に
内包された本質であり，When が最も重要視
される所以です。

◉ このようにルールとして決められた感染対策
を 5W1H の要素でとらえ直し，それぞれに答
えを確保して重要度，優先順位を抑えていく
と，対策の本質，肝が見えてきます。それに
よって日頃，対策を推進する立場にある感染
管理担当者のみなさんは現場への指導に強い
説得力を持つことができるはずです。そして，

対策の意味を理解した現場スタッフの行う感染防止行動は明確な意図を持ち，感染防止という大切な目的を確実に果たすことができるのです。

● 意図のない感染対策，やらされる感染対策は，対策を推進する感染管理担当者，現場スタッフの双方にとって不幸であるばかりでなく，何より患者さんにとって不利益以外の何ものでもありません。こうした事態を招かないためにも，感染防止としての行動のひとつひとつを 5W1H の視点で見つめ直し，意図を持った行動を自主的に行うことができるようにしていきたいものです。

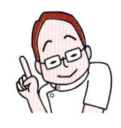

文献‥‥‥‥‥‥‥‥‥‥‥‥‥‥‥‥‥‥‥‥‥‥‥‥‥‥‥‥

①WHO Guidelines on hand hygiene in health care [Full version] http://whqlibdoc.who.int/publications/2009/9789241597906_eng. pdf [Summary] http://whqlibdoc.who.int/hq/2009/WHO_IER_ PSP_2009.07_eng.pdf

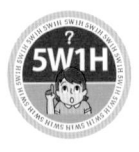 × 標準予防策

病院内の
すべての区域。
Where

すべての
医療従事者。
Who

患者ケアに関
連することを
行う時。
When

標準予防策

Why

How

どの患者がどの
ような感染症を
持っているか分
からない。

What
アルコール手指消
毒薬，個人防護具，
針刺し防止機構付
き器材など。

患者および医療
従事者を感染か
ら常に守る。

Who

☞患者を直接ケアするスタッフ，汚染した患者ケア器具を扱うスタッフ，リネンの洗濯担当のスタッフ，環境清掃スタッフなど，すべての医療従事者が標準予防策を理解して，実践する必要があります。

Where

☞標準予防策は病院内のすべての区域で実施されなければなりません。それは，手術室，一般病室，外来だけでなく，洗濯室，医療廃棄物の保管庫も含まれます。

When

☞患者ケアをしている時のみならず患者の病室への振り分け，清掃や洗濯など，患者ケアに関連する業務を行う時は標準予防策を実施します。

Why

☞どの患者がどんな病原体を持っているか分かりません。B型肝炎ウイルス（HBV；hepatitis B virus），C型肝炎ウイルス

（HCV；hepatitis C virus），ヒト免疫不全ウイルス（HIV；human immunodeficiency virus）などの病原体に感染していることが判明している患者のみに厳重な感染対策を実施し，そうでなければ簡易的な対策を行えばよいという考え方は誤りです。すべての患者が検査されているわけではなく，感染していても検査陰性となる患者もいるため，すべての患者が何らかの病原体を持っているという前提で対応するのが標準予防策の原則なのです。

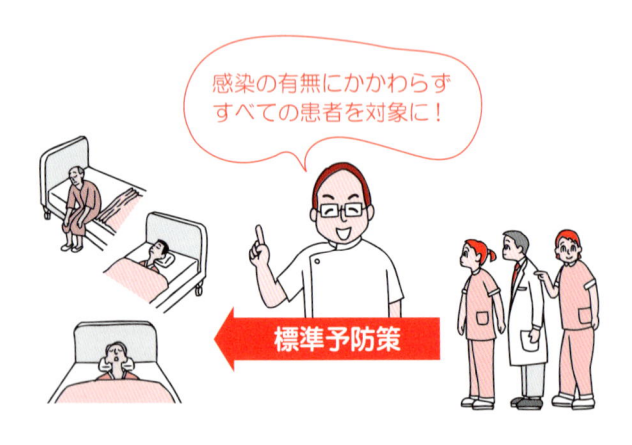

感染の有無にかかわらず
すべての患者を対象に！

標準予防策

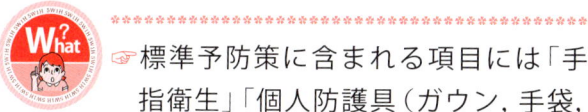

☞標準予防策に含まれる項目には「手指衛生」「個人防護具（ガウン，手袋，サージカルマスク，ゴーグル）」「患者ケア器材および器具/機器（収容，輸送，取り扱い）」「環境の維持管理」「リネンと洗濯」「患者の配置」「労働者の安全」「咳エチケット」「安全な注射手技」「腰椎処置におけるサージカルマスクの装着」があります（表1）[1,2]。標準予防策の実行にはアルコール手指消毒薬，個人

表1　標準予防策

❶手指衛生	❻患者配置
❷個人防護具 （ガウン, 手袋, サージカルマスク, ゴーグル）	❼労働者の安全 （血液媒介病原体）
❸患者ケア器材および器具/機器（収容, 輸送, 取り　扱い）	❽咳エチケット
❹環境の維持管理	❾安全な注射手技
❺リネン	❿腰椎処置におけるサージカルマスクの装着

防護具，針刺し防止機構付き器材（翼状針や留置針など）といった器具や器材が必要です。

☞病院では**患者**のみならず**医療従事者**も感染症から守られなければなりません。「患者⇒患者」「患者⇒医療従事者」「医療従事者⇒患者」のすべての方向において病

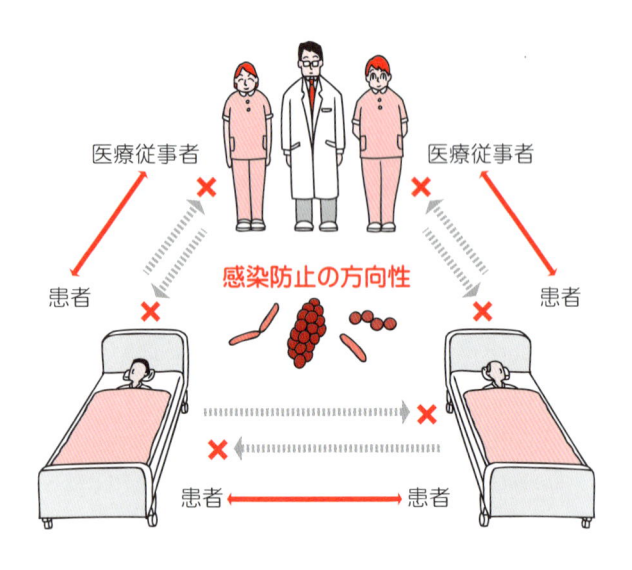

原体の伝播を防ぐことが大切です。

☞医療従事者は「これからどんな医療行為を行い，それによりどんな**血液・体液曝露**が発生するか？」を予測します。予測に応じて実施すべき対応が異なります[2]。例えば，血管穿刺では手袋のみで十分ですが，交通事故による重症患者の気管挿管では医療従事者の衣類や顔面などに血液汚染の危険性があるためガウン，ゴーグル，マスクなどを装着します。

☞**針刺し防止機構付き器材**は医療従事者を針刺し損傷から守ります。現在，留置針，翼状針，動脈採血針などで様々な製品を利用できるのでこれらを導入することは大切です。

☞汚染した**患者ケア器具**は曝露しないように適切に取り扱います。患者が使用した**リネン**は振ったりしないようにして洗濯します。

☞患者の状況に応じ，**個室隔離**や大部屋に**コホート**します。インフルエンザやノロウイルスの感染者，多剤耐性緑膿菌（MDRP；multidrug resistant *Pseudomonas aeruginosa*）や多剤耐性

アシネトバクター（MDRA；multidrug resistant *Acinetobacter*）などの多剤耐性菌の保菌者・発症者などが対象となります。

☞同じ注射針や注射器を複数の患者に使用することはしません[2]。また，数回量バイアルや溶液容器（生食バッグなど）に使用済み針を再挿入することもしません。使用済みの注射針でバイアルを刺して内容液を他の患者に用いると病原体が伝播する恐れがあるためです。

☞脊髄内または硬膜外にカテーテルを挿入するか薬剤を注入する医療従事者はサージカルマスクを装着します[2]。

☞咳，充血，鼻水，呼吸器分泌物の増加といった症状のあるすべての人は**咳エチケット**をします[2]。咳エチケットは患者のみでなく，同伴家族や友人も対象となります。同伴家族や友人も同じ病原体に感染している可能性があるからです。咳エチケットは発熱の有無に関係なく実施します。発熱がなくとも感染症に罹患していないとは言えないからです。

標準予防策の肝

○ 標準予防策は「**汗を除くすべての血液，体液，分泌液，排泄物，傷のある皮膚，粘膜は伝播しうる病原体を含んでいるかもしれない**」という原則に基づいた感染予防策です[1,2]。患者に感染が認められるか否かにかわらず，医療現場においてはすべての患者に実施すべき対応策が標準予防策です。

標準予防策の大原則！

患者由来の体物質は，すべて病原体を含んでいるものとして取り扱う！

血液　体液　排泄物　傷口　分泌物　粘膜

感染経路別予防策が必要な患者への感染対策

感染経路別予防策は単独では実施しません。感染経路別予防策を行う時は，必ず標準予防策に加えて実施します。標準予防策はすべての患者に実施すべき対策なのです。

○ 標準予防策では個人防護具（ガウン，手袋，サージカルマスク）が用いられることがありますが，接触予防策や飛沫予防策でも使用されます。標準予防策では患者ケアをする医療従事者が今からどのような医療行為を行い，その時にどのような血液・体液曝露があるのかを予測して，必要な個人防護具を装着しな

ければなりません[2]。そのため，臨床経験が求められ，新採用者（研修医や新人看護師など）では難しいと言えます。しかし，接触予防策や飛沫予防策では病室に入る時には決められた個人防護具を必ず装着することになっているので，医療従事者の個々の経験や判断に左右されることはありません。そのため，臨床経験が豊富な医療従事者では標準予防策でよい場面でも，新採用者や臨床経験が不足している医療従事者には飛沫予防策や接触予防策が必要なことがあります。

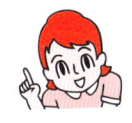

文献 ·

①Garner JS. Guidelines for isolation precautions in hospitals, 1996 https://wonder.cdc.gov/wonder/prevguid/p0000419/p0000419.asp

②CDC. Guideline for isolation precautions: Preventing transmission of infectious agents in healthcare settings, 2007 http://www.cdc.gov/hicpac/pdf/isolation/Isolation2007.pdf

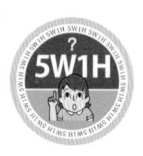 × 接触予防策

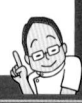

Who
接触感染する感染症の患者，隔離病室に入室する医療従事者や面会者。

Where
個室，大部屋。

When
接触感染する病原体の感染経路を標準予防策のみでは遮断できない時。

Why
病原体が医療従事者の衣類などに付着して病室内から持ち出されることがある。

接触予防策

What
ガウン，手袋，個室。

How
隔離病室に入る時は必ず手袋とガウンを装着する。

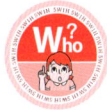 ☞ 接触感染する感染症の患者（角化型疥癬など）は接触予防策の対象です。隔離病室に入る医療従事者や面会者も接触予防策を遵守します。

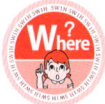 ☞ 通常，患者は個室に隔離しますが，同じ病原体を有する複数の患者を大部屋で同室にすることもあります（**コホーティング**）[1]。室内は廊下と等圧で構いません。

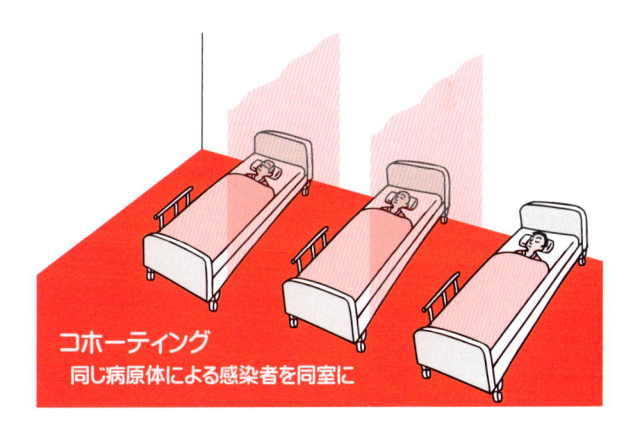

コホーティング
同じ病原体による感染者を同室に

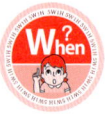

☞接触感染する病原体の感染経路を標準予防策のみでは遮断できない時に接触予防策を併用します。例えば，患者が厳しい下痢を起こし，周囲の環境を糞便で汚染している場合や，患者が認知症などによって自分で衛生を保つことができず，糞尿が付着している手指で医療従事者に触れようとする場合などです。

☞角化型疥癬のように，大量の病原体が患者の身体や周辺環境に付着していて，病室内に入る医療従事者の身体に容易に付着してしまう場合も接触予防策が必要となります。

☞多剤耐性菌，例えば，多剤耐性緑膿菌（MDRP；multidrug resistant *Pseudomonas aeruginosa*）や多剤耐性アシネトバクター（MDRA；multidrug resistant *Acinetobacter*）などのように通常は病院が経験することがほとんどない病原体を保菌もしくは発症している患者をケアする時にも接触予防策が必要です。

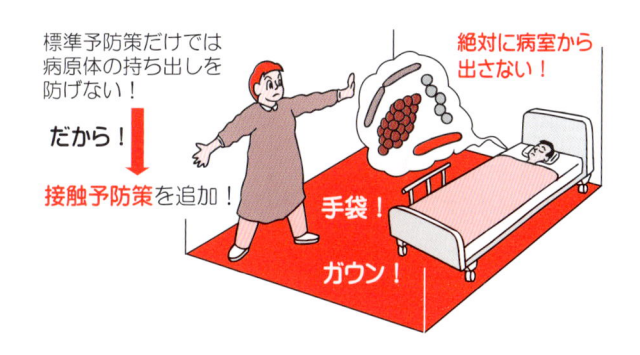

標準予防策だけでは
病原体の持ち出しを
防げない！

だから！

接触予防策を追加！

**絶対に病室から
出さない！**

手袋！

ガウン！

☞病原体が医療従事者の衣類などに付着して病室から持ち出されることがあります。それを防ぐことが接触予防策の目的です。接触予防策では個人防護具としてガウンと手袋を用います。標準予防策もガウンと手袋を用いますが，それらを装着するか否かは病室に入る医療従事者の判断に委ねられることになり，その判断は個々の医療従事者で異なります。患者に濃厚接触しそうな場合には必ず装着する人もいますし，無頓着な人もいます。無頓着の人の衣類には病原体が付

着してしまうかもしれません。病室に入る人は必ずガウンと手袋を装着する接触予防策を併用すれば，そのような事態を回避できます。

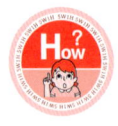 ☞接触予防策の実施に際しては，ガウン，手袋，個室が必要になります。手袋は非滅菌のものを，ガウンは使い捨てのものを使用します。

☞病室に入る前には最初にガウンを着てから，手袋を装着します。

☞ケアを終えて病室を出る時には，最初に手袋を外し，手指衛生をします。ここで手指衛生をするのは，手袋に孔が空いていたり，手袋を外す時に手首を汚染している恐れがあるからです。その後にガウンを脱ぎ，再び手指衛生をします。ガウンを脱ぐ時に手指が汚染されているかもしれないからです。

☞同じガウンを複数の医療従事者が着回すのは適切ではありません。汚染したガウンを共有

すると，医療従事者間で病原体が伝播するからです。使用済みのガウンは廃棄します。

☞医療従事者が病室に入る時にガウンや手袋を装着するので，病室の出入口で個人防護具を容易に手に取れるように準備しておきます。また，使用済みの個人防護具を廃棄する廃棄箱も病室の出入口に設置しておきます。

☞医療器材はできるだけ使い捨てのものを使用しますが，血圧計のカフのように使い捨てできないものは，その患者専用にします。接触予防策の患者に用いた器具を別の患者に使用せざるを得ない場合は，他の患者に使用する前に洗浄および消毒します[1]。

☞患者は個室に隔離します。個室を利用できない時は，同じ病原体を有する患者だけを同室にすることは可能です（**コホーティング**）[1]。

☞患者はできるだけ病室の外には出ないようにしますが，CTなどのためにやむを得ず病室から出なくてはならない場合は，感染部位や保菌部位を覆った上で移動します。

接触予防策の肝

◉ 接触感染する病原体であっても，通常は標準予防策で対応できます。患者の感染部位に触れる時には手袋を，衣類が患者の分泌物や排泄物などに汚染する可能性がある時にはガウンを標準予防策として装着するからです。しかし，汚染の可能性がないと医療従事者が判断した時は，手袋もガウンも装着しないことになります。これが標準予防策の弱点です。それを補うために手袋やガウンを必ず装着する接触予防策を併用します。

◉ 患者の身体や周辺環境に極めて多くの病原体が存在する患者（角化型疥癬など），病院で経験したことのない多剤耐性菌（MDRP や MDRA など）などによる感染患者をケアした時に身体の一部にでも病原体が付着すれば，そのまま病室外に持ち出されてしまいます。そのような事態を避けるために，医療従事者が病室に入る時には手袋やガウンを必ず装着する接

触予防策を実施するのがベストと言えます。

- 接触予防策では個人防護具の装着や患者の隔離も大切なのですが，ケアを終えて，手袋やガウンを取り外す時に身体が汚染しないようにすることも極めて重要です。

- 隔離された患者は精神的に不安定になるため，患者には隔離の必要性について十分に説明して協力を求めるとともに精神的なサポートも行います。担当の医療従事者にも接触予防策の必要性を説明します。接触予防策の実施によって患者ケアの頻度や質が低下しないよう，また，医療従事者自身が感染するかもしれない不安を抱かないよう啓発する必要があるからです。

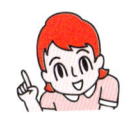

文献……………………………………………………………

①CDC. Guideline for isolation precautions: Preventing transmission of infectious agents in healthcare settings, 2007 http://www.cdc.gov/hicpac/pdf/isolation/Isolation2007.pdf

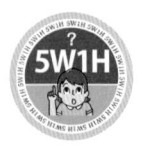
5W1H
? × 飛沫予防策

飛沫予防策

Who
飛沫感染する感染症の患者，隔離病室に入る医療従事者や面会者。

Where
個室，大部屋。

When
飛沫感染する病原体の感染経路を標準予防策のみでは遮断できない時。

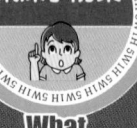

Why
飛沫感染する感染症の患者をマスクを装着せずに無防備にケアしてしまうスタッフがいる。

What
サージカルマスク，個室。

How
隔離病室に入る時は必ずサージカルマスクを装着する。

Who ☞飛沫感染する感染症の患者（風疹，百日咳，ムンプス，インフルエンザなど）は飛沫予防策の対象となります。隔離病室に入る医療従事者や面会者は飛沫予防策を遵守しなければなりません。

Where ☞通常，患者は個室に隔離します。状況によっては，同じ病原体を持っている複数の患者を大部屋で同室にすることがあります（コホーティング）[1]。

When ☞飛沫感染する病原体の感染経路を標準予防策のみでは遮断できない時に飛沫予防策を併用します。例えば，インフルエンザや百日咳に罹患した患者が入院した場合などです。

Why ☞飛沫感染する感染症の患者をマスクを装着せずに無防備にケアしてしま

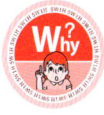

うスタッフがいます。病室に入る時には必ず
サージカルマスクの装着が必要な飛沫予防策
を併用すれば，飛沫曝露を回避できます。

☞飛沫予防策では<u>サージカルマスク</u>と
<u>個室</u>が必要となります。N95 マスク
は必要ありません。また，個室は空気の管理
は不要なので，陰圧の病室は必要ありません。

☞患者を個室に隔離します。個室が足
りなければ，同じ病原体による活動
性感染症を持った（他の感染症のない）患者
と同室でも構いません（**コホーティング**）。
☞コホーティングする大部屋が確保できなけれ
ば，他の患者や面会者の間に少なくとも <u>1m</u>
の空間的距離をおけば同室は可能です。この
ような時は濃厚接触の機会を最小限にするた
めにベッドとベッドの間にプライバシーカー
テンを引いておきます[1]。もちろん，咳や喀
痰の多い患者には個室入室を優先するという

配慮は必要ですし，感染すると重症化・死亡する危険性が高い状態の患者（免疫不全の患者など）の病室に飛沫予防策を必要とする患者を入室させないようにします[1]。

☞病室では特別な換気システムは不要ですので，ドアは開けておいても構いません。

☞医療従事者や面会者が病室に入る場合には，**サージカルマスク**を装着します。また，医療従事者が室内で患者ケアを行っている時は，患者は**咳エチケット**を遵守します。患者を病室外に移送する時はサージカルマスクを装着させ，飛沫が飛び散らないようにします。

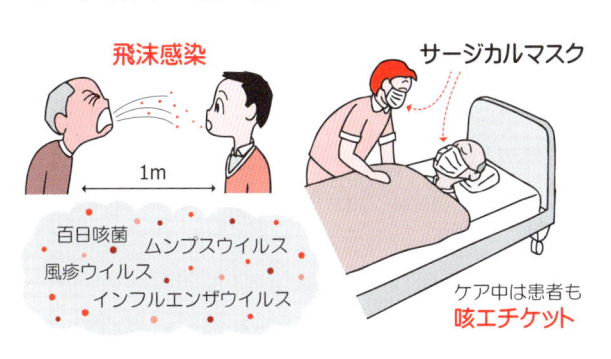

飛沫感染

1m

百日咳菌　ムンプスウイルス
風疹ウイルス
インフルエンザウイルス

サージカルマスク

ケア中は患者も
咳エチケット

飛沫予防策の肝

◉ 標準予防策でも飛沫予防策でもサージカルマスクを使用します。大きな違いは「標準予防策では，医療従事者が飛沫を浴びる可能性があると判断した時にサージカルマスクを装着する」と「飛沫予防策では，医療従事者が病室に入る時は必ずサージカルマスクを装着する」です。前者では，医療従事者は飛沫曝露の危険性があるかどうかの判断を自分でしなければなりませんので，臨床現場での経験によって判断が大きく異なることがあります。個々の医療従事者の無頓着さも影響するかもしれません。そのため，同じ状況であっても，サージカルマスクを装着する医療従事者と装着しない医療従事者がいることになります。このような場合，感染対策の破綻が発生する危険性が出てきます。一方，飛沫予防策では，入室時にはすべての医療従事者は必ずサージカルマスクを装着することになるので，医療

従事者の臨床経験や無頓着さに関係なく，飛沫曝露を回避することができます。

- ⦿ 飛沫は空気中を漂うことはないので，空気流を心配する必要はありません。そのため，陰圧室は不要であり，通常の個室を利用できます。また，扉を開けておいても構いません。しかし，多くの病院では個室が充足していることは少なく，インフルエンザなど飛沫予防策を要する患者をすべて個室に収容することはできません。その場合は，同じ病原体に感染している患者だけを大部屋で同室にするコホーティングを行います。

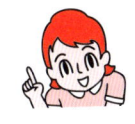

文献‥‥‥‥‥‥‥‥‥‥‥‥‥‥‥‥‥‥‥‥‥‥‥‥‥‥‥‥‥‥‥‥

①CDC. Guideline for isolation precautions: Preventing trans-mission of infectious agents in healthcare settings, 2007 http://www.cdc.gov/hicpac/pdf/isolation/Isolation2007.pdf

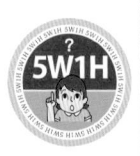 × 空気予防策

結核・麻疹・水痘の患者，空気感染隔離室に入る医療従事者，空気感染隔離室の管理担当者。

Who

空気感染隔離室，換気の良好な一般個室。

Where

空気感染する病原体に感染している患者が発生した時。

When

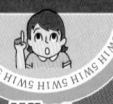
空気予防策

Why

病室の空気中に病原体を含んだ飛沫核が浮遊している。

What

N95マスク，空気感染隔離室，フィットテストの機器。

How

空気感染隔離室から空気が漏れ出さないようにする。医療従事者が汚染空気を吸い込まないようにする。

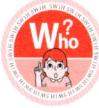

☞ 結核，麻疹，水痘の患者には空気予防策を実施します。この場合，患者は空気感染隔離室（図 1）に入院します。

☞ 空気感染隔離室に入る医療従事者は N95 マスクを装着します。

☞ 空気感染隔離室を管理する担当者は室内が廊下に比較して**陰圧**になっていることを毎日確認します[1]。

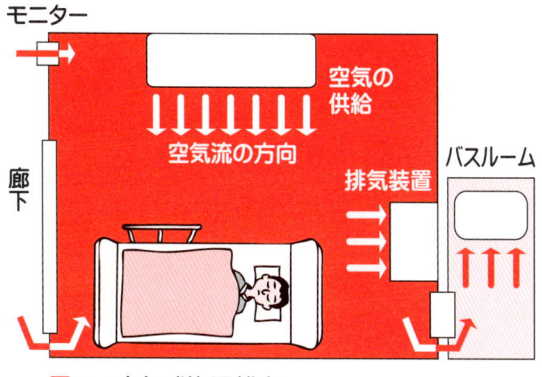

図 1　空気感染隔離室

W?here ☞空気予防策の患者は空気感染隔離室で管理されますが，空気感染隔離室を設置していない医療施設では，患者を換気の良好な一般個室に収容します。この場合，病棟の中でも廊下の人通りが最も少ない一番端の病室を選びます。

W?hen ☞空気感染する病原体に感染している患者が発生した時には空気予防策を開始します。通常，結核，麻疹，水痘の患者が対象ですが，免疫不全の患者が播種性帯状疱疹を発症した時も空気予防策を行います。

W?hy ☞結核，麻疹，水痘の患者の病室の空気中には病原体を含んだ飛沫核が浮遊しています。飛沫核は軽いので空気流に乗って長時間の浮遊や長距離の移動ができます。そのような患者の病室の空気が廊下などに流れ出てしまうと外部の人が感染してしま

います。また，病室に入る人はサージカルマスクを装着していたとしても，顔面とマスクの隙間から汚染した空気が入ってきて吸い込んでしまいます。そのような状況を避けるために **N95 マスク** を装着します。

☞ 空気予防策では N95 マスクと空気感染隔離室が必要となります。N95 マスクが医療従事者の顔面に適切にフィットしているかどうかを確認するために，定性もしくは定量フィットテストの機器を用いてチェックします。

☞ 患者を空気感染隔離室に入室させ，空調設備を作動させます。空気感染隔離室は単に陰圧であるだけではなく，1 時間の換気回数が 6-12 回必要であり，空気を室内から建物の外部へ直接排気するか，**HEPA フィルタ** を通じて再循環させなければなりません [1]。またバス・トイレの併設も必要です。

患者がシャワー浴やトイレのために室外に出ることは避けなければなりません。

☞空気感染隔離室は患者の入室前にスモークチューブなどで陰圧を確認し，入室期間中も毎日，**陰圧**をチェックします。室内の陰圧を保つために，病室の扉は必ず閉めておきます。

☞病室に入る医療従事者は **N95 マスク**を装着しますが，N95 マスクはフィットテストに合格したものでなければなりません。平時の時間的余裕がある時にフィットテストを実施しておき，自分に適合した N95 マスクの製造元とサイズを記録しておきます。そして，実際

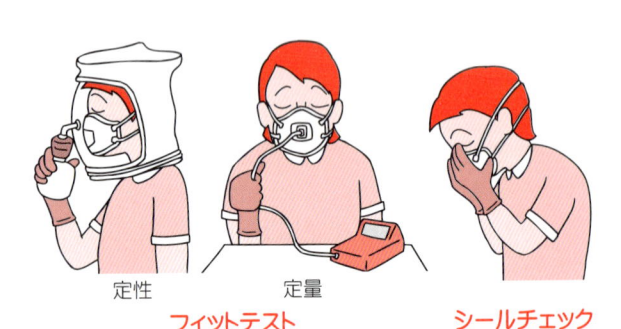

定性　　　　　　　定量

フィットテスト　　　　　　　　**シールチェック**

に空気感染隔離室に入る時には，記録してある製造元とサイズの N95 マスクを取り出し，毎回シールチェックを実施して N95 マスクが顔面に適切にフィットしていることを確認してから，空気感染隔離室に入ります。

☞患者には医療従事者が室内に滞在する間は咳エチケットを行うよう指導します。咳エチケットによって空気中に浮遊する感染性飛沫核を減らすことができるからです。医療従事者が退室した後は患者はサージカルマスクを装着する必要はありません。

☞患者が CT など検査のためにやむを得ず病室の外に出なければならない時にはサージカルマスクを装着させます。空気予防策であっても患者に N95 マスクを装着させることはありません。N95 マスクは装着すると息苦しくなるため呼吸器症状のある患者が N95 マスクを適切に装着することは困難です。N95 マスクは適切に訓練された医療従事者だけが装着するものです。

空気予防策の肝

- N95 マスクは顔面とマスクの間隙から空気が漏れ込まないように顔面に密着していなければなりません。隙間があると，そこから空気中を浮遊する病原体も流れ込んでしまいます。そのため，顔面に必ず密着した N95 マスクが必要となります。**フィットテスト**は空気の漏れを確認する検査で，検査に合格した N95 マスクのみ空気予防策に有効です。個々の医療従事者にフィットテストを実施するのは相当な時間を要するため多忙な病棟業務の中で空気感染隔離室への入室前に毎回実施することは不可能です。フィットテストは時間のある時にあらかじめ実施しておくことが大切です。

- 空気感染隔離室から廊下への空気の漏れは確実に防がなくてはなりません。病室を陰圧にする機器が作動していればよいというものではなく，実際に陰圧であることを確認する必要があります。機器が作動していても，フィ

ルタが詰まって機能していないこともあるので，空気感染隔離室では空気流が室外から室内に流れ込むのを確認しなければなりません。確認は化学的エアロゾルを作りだすスモークチューブを用いて**スモークテスト**を行います。スモークチューブに替えて，ベビーパウダーや細い紐を用いることもできます。これらの方法で空気流が廊下から室内へ流れていることを確認します。差圧計などの機器による空気圧の測定は機器自体に故障がある可能性もありますから，目視で確認することが大切です。スモークテストは患者が入室している時には毎日実施し，記録しておきます。

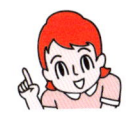

文献
①CDC. Guideline for isolation precautions: Preventing transmission of infectious agents in healthcare settings, 2007 http://www.cdc.gov/hicpac/pdf/isolation/Isolation2007.pdf

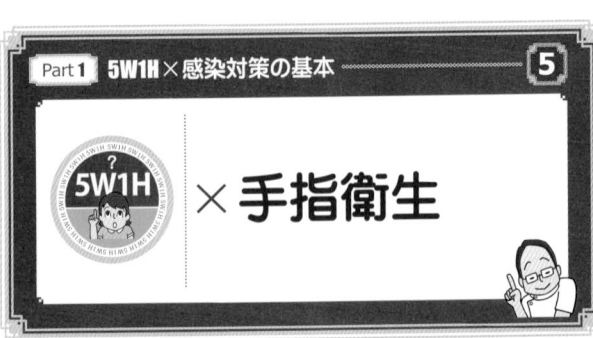

5W1H × 手指衛生

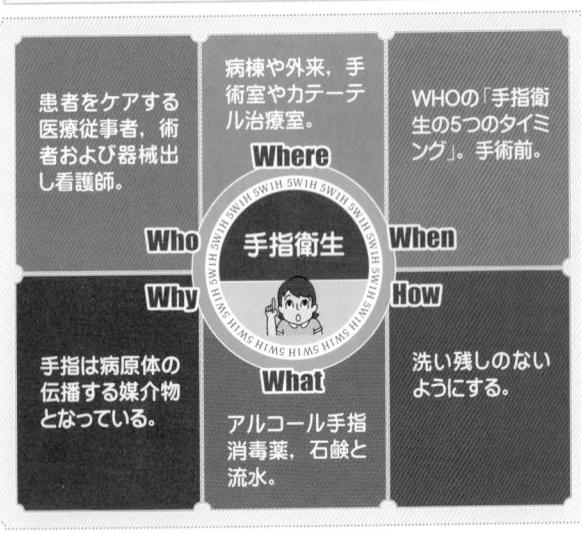

Where
病棟や外来，手術室やカテーテル治療室。

When
WHOの「手指衛生の5つのタイミング」。手術前。

Who
患者をケアする医療従事者，術者および器械出し看護師。

手指衛生

How
洗い残しのないようにする。

Why
手指は病原体の伝播する媒介物となっている。

What
アルコール手指消毒薬，石鹸と流水。

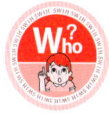

☞患者をケアするすべての医療従事者は衛生的手洗い（アルコール手指消毒か石鹸と流水による手洗い）をします。

☞外科手術やカテーテル治療を行う術者，器械出し看護師は手術時手洗いをします。

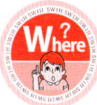

☞病棟や外来のほか集中治療室，新生児集中治療室，造血幹細胞移植病棟などでも原則的に衛生的手洗いをします。

☞手術室やカテーテル治療室（脳血管・心臓カテーテル）では手術時手洗いをします。

☞衛生的手洗いはWHOの「手指衛生の5つのタイミング」（患者に触れる前，清潔／無菌操作の前，体液に曝露された可能性のある場合，患者に触れた後，患者周辺の環境や物品に触れた後）で行います[1]。

☞手術時手洗いは手術前に術者や器械出し看護師が行います。

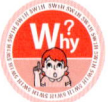

☞手指は「患者から患者」「医療従事者から患者」「患者から医療従事者」に病原体を伝播する媒介物となっています。こうした伝播経路を遮断するために病棟や外来では衛生的手洗いをします。

☞手術中に手袋に孔があいた時，術者や器械出し看護師の手指の病原体による手術野の汚染を最小にするために手術時手洗いをします。

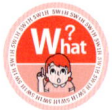

☞衛生的手洗いではアルコール手指消毒薬もしくは石鹸と流水を用います。アルコール手指消毒薬は保湿剤が入ったものを，石鹸は普通石鹸を用います。

☞手術時手洗いでは持続活性のあるアルコール手指消毒薬（クロルヘキシジン含有アルコール製剤など）を用います。アルコールには速効性はありますが，持続活性はないため，持続活性のある成分を含有した消毒薬によって術中の手袋内の病原体の増殖を防ぎます。

☞**衛生的手洗い**ではアルコール手指消毒薬を用いますが，「手指に肉眼的な汚れや蛋白性物質による汚染がある」「患者がクロストリディオイデス・ディフィシルなどの芽胞形成菌に感染している」「患者がノロウイルスなどのアルコールに抵抗性を示す病原体に感染している」などの状況では**石鹸と流水**による手洗いを行います[1-3]。手洗いの後にアルコールによる手指消毒をしてはいけません。手荒れの原因となるからです[1]。

☞衛生的手洗いでは WHO の「手指衛生の 5 つの

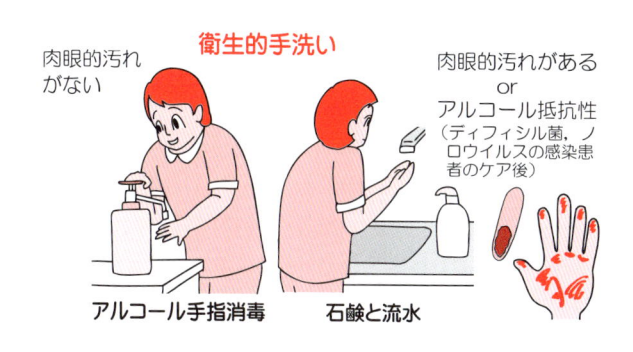

肉眼的汚れがない

衛生的手洗い

肉眼的の汚れがある or アルコール抵抗性（ディフィシル菌，ノロウイルスの感染患者のケア後）

アルコール手指消毒　　**石鹸と流水**

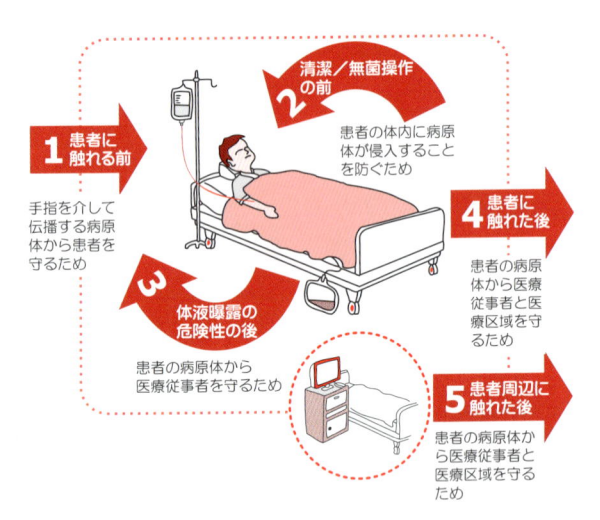

1 患者に触れる前
手指を介して伝播する病原体から患者を守るため

2 清潔／無菌操作の前
患者の体内に病原体が侵入することを防ぐため

3 体液曝露の危険性の後
患者の病原体から医療従事者を守るため

4 患者に触れた後
患者の病原体から医療従事者と医療区域を守るため

5 患者周辺に触れた後
患者の病原体から医療従事者と医療区域を守るため

図1 WHO「手指衛生の5つのタイミング」

タイミング」を遵守します（図1）[1]。まず，「**患者に触れる前**」に手指衛生を実施します。手指を介して伝播する病原体から患者を守るためです。「**清潔／無菌操作の前**（中心静脈カテーテルの操作など）」にも手指衛生を実施します。患者の体内への病原体の侵入を防ぐた

めです。「**手指が体液などで汚染した後**（血液, 喀痰, 尿などの体液が付着したなど）」も手指衛生を行いますが, これは患者由来の病原体から医療従事者を守るためです。「**患者に触れた後**」は病原体が手指に付着しているため必ず手指衛生を実施します。患者由来の病原体から医療従事者と医療環境を守るためです。「**患者周辺の環境や物品に触れた後**」にも手指衛生が必要です。患者周辺の環境には患者の体物質や病原体が付着しているからです。

☞手術時手洗いでは, 最初に**石鹸と流水**にて両手の指先から肘まで洗浄し, 汚れを除去してから, ペーパータオルで完全に乾燥させます。その後, 肘から指先までアルコール手指消毒薬を擦り込みます。この場合, アルコール手指消毒薬には持続活性のあるクロルヘキシジンなどを含有した製剤を使用します。ブラシやスポンジを用いて洗浄剤で手洗いする必要はなく, また, 5分以上の時間をかけて手指消毒する必要もありません[2]。

手指衛生の肝

● 手指衛生は目的によって「日常的手洗い」「衛生的手洗い」「手術時手洗い」の 3 つに分けられます [2]。「**日常的手洗い**」は食事の前や排便排尿後など，家庭や社会生活で行われる手洗いです。水道水と石鹸または水道水のみで行います。「**衛生的手洗い**」は病棟や外来などで診療の前後に行われる手洗いでアルコール手指消毒薬または石鹸と流水を用います。「**手術時手洗い**」は手術前に行う最も水準の高い

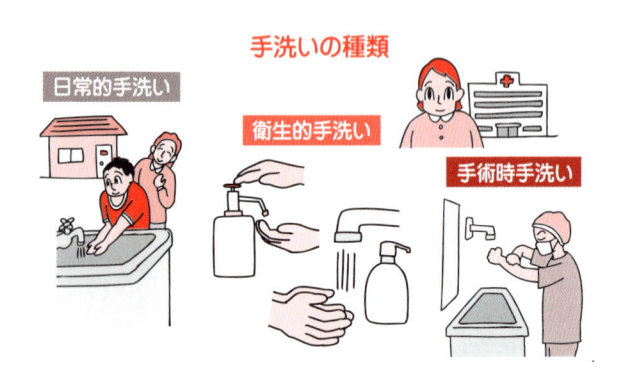

手洗いの種類

日常的手洗い

衛生的手洗い

手術時手洗い

手洗いで持続活性のあるアルコール手指消毒薬を用いた手洗いです。

○ アルコールは手指を乾燥させるため，これまで手荒れの心配がありましたが，アルコールに保湿剤を加えることでアルコール手指消毒薬は最も手にやさしい手指衛生剤となりました。WHO はアルコールの方が石鹸と流水よりも手荒れが少ないことを強調しています[1]。実際，医療従事者の皮膚炎を減らす目的で石鹸を提供している病院が多いですが，それにより手荒れをさらに作り出しているのです。

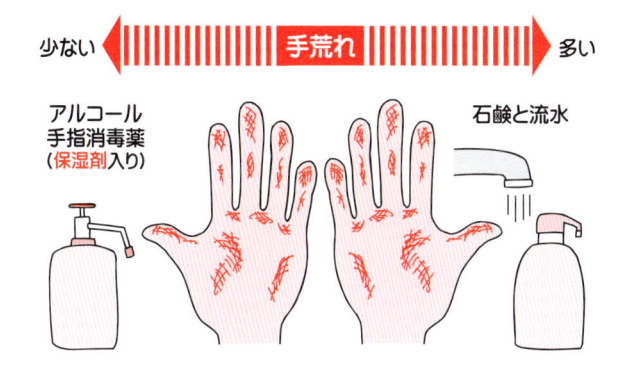

少ない ◀ **手荒れ** ▶ 多い

アルコール
手指消毒薬
(保湿剤入り)

石鹸と流水

● 石鹸と流水による手洗いはアルコールよりも殺菌力が弱いため手洗い後にアルコールで追加消毒する人がいますが，それは手荒れの原因になります。石鹸と流水で手洗いした後にアルコール手指消毒したり，逆にアルコール手指消毒後に石鹸と流水で手洗いすると手荒れの原因になります[1]。

● 手術時手洗いでは，手術室に入る前に石鹸と流水で手洗いをしますが，これは手指の芽胞を除去するためです。手洗いした後には，ペー

手術時手洗い

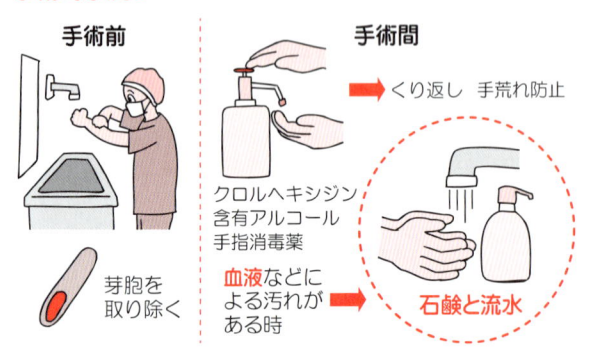

手術前

手術間

➡ くり返し　手荒れ防止

クロルヘキシジン
含有アルコール
手指消毒薬

芽胞を
取り除く

血液などに
よる汚れが
ある時

石鹸と流水

パータオルにて水分を十分にふき取ってから，クロルヘキシジン含有アルコール製剤を手指に塗布します。手術が連続して，手術から手術に移動する時はアルコール手指消毒を繰り返すことが大切です[1]。連続する手術のたびに石鹸と流水による手洗いとアルコール手指消毒を繰り返すことは手荒れの原因になるからです。もちろん，手指が蛋白物質などで汚れた場合には石鹸と流水によって洗い流す必要があります。

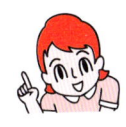

文献

①WHO Guidelines on hand hygiene in health care [Full version] http://whqlibdoc.who.int/publications/2009/9789241597906_eng.pdf [Summary] http://whqlibdoc.who.int/hq/2009/WHO_IER_PSP_2009.07_eng.pdf

②CDC. Guideline for hand hygiene in health-care settings. http://www.cdc.gov/mmwr/PDF/rr/rr5116.pdf

③CDC. Guideline for the prevention and control of norovirus gastroenteritis outbreak in healthcare settings. http://www.cdc.gov/hicpac/pdf/norovirus/Norovirus-Guideline-2011.pdf

×個人防護具

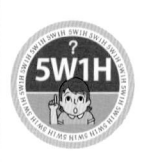

Who
全ての
医療従事者。

Where
外来（救急外来
を含む），病棟，
隔離病室。

When
血液や湿性生体物
質などへの曝露が
予想される時（標準
予防策），隔離病室
に入る時（感染経路
別予防策）。

個人防護具

Why
血液や湿性生体物
質などには病原体
が含まれている可
能性がある。

What
手袋，ガウン，
サージカルマス
ク，N95マスク。

How
個人防護具は
適切に着脱す
る。

Who?
☞患者をケアしている時に，感染性物質（血液，湿性生体物質，飛沫，飛沫核など）に曝露する可能性があるすべての医療従事者は個人防護具を適切に着脱できなければなりません。

Where?
☞医療従事者が感染性物質に曝露する可能性のある区域では個人防護具が使用されます。特に，外来（救急外来を含む），病棟での患者ケアで必要となることがあります。また，隔離病室では必ず用いられます。

When?
☞個人防護具は標準予防策と感染経路別予防策では装着するタイミングが異なります。標準予防策では，医療従事者が患者のケア時に，血液や湿性生体物質などに曝露することが予想される時に装着します。感染経路別予防策では隔離病室に入る時に必ず装着します。

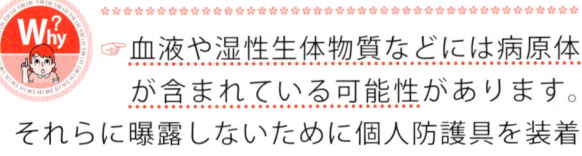 血液や湿性生体物質などには病原体が含まれている可能性があります。それらに曝露しないために個人防護具を装着します。

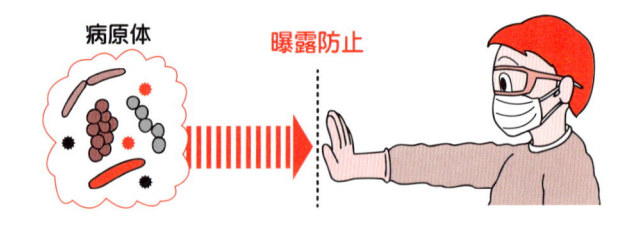

 血液や湿性生体物質などに触れる可能性があれば手袋を装着します。衣類が汚染する可能性があればガウンを装着します。多剤耐性菌感染症や角化型疥癬の患者などに濃厚接触する場合にもガウンや手袋を装着します。飛沫を吸い込まないためにサージカルマスクを，飛沫核を吸い込まないためにN95マスクを装着します。

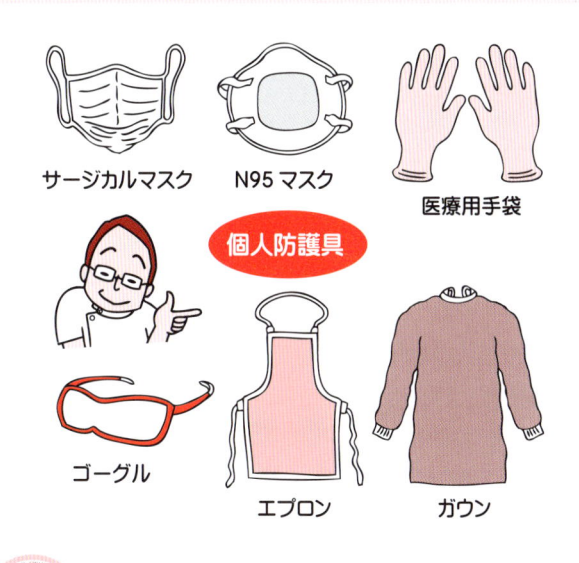

サージカルマスク　N95マスク

医療用手袋

個人防護具

ゴーグル　　エプロン　　ガウン

☞血液などの感染性物質，粘膜，傷の
　ある皮膚，病原体を保有している可
能性のある正常皮膚などに触れることが予想
される時には**手袋**を装着します。

☞複数の患者のケアに同じ手袋を用いることは
せず，必ず患者ごとに交換します。別の患者
に再使用するために手袋を洗うことも不適切

です。また，同じ患者であっても体の汚染部位から清潔部位へ手が移動する際は，移動前に手袋を交換します。

☞医療従事者の衣類が血液，体液，分泌物，排泄物に曝露する可能性がある場合には衣類の汚れを防ぐために**ガウン**を装着します。患者の分泌物や排泄物を制御できない状況で患者に直接接触する時もガウンを装着します。

☞血液，体液，分泌物や排泄物が飛散するような状況や呼吸器分泌物のしぶきを作りだす処置（気管支鏡，吸引，挿管など）を行う場合は，顔の前面および側面を完全に覆う**フェイスシールド**または**マスク**と**ゴーグル**を装着します。患者が空気感染する感染症（結核，麻疹，水痘）に罹患している可能性があれば，N95マスクを装着します。

☞個人防護具は「❶ガウン➡❷マスク➡❸ゴーグル➡❹手袋」の順に装着し，取り外す場合は「❶手袋➡❷ゴーグル➡❸ガウン➡❹マスク」の順に外します（図1）[1]。手袋は最も汚

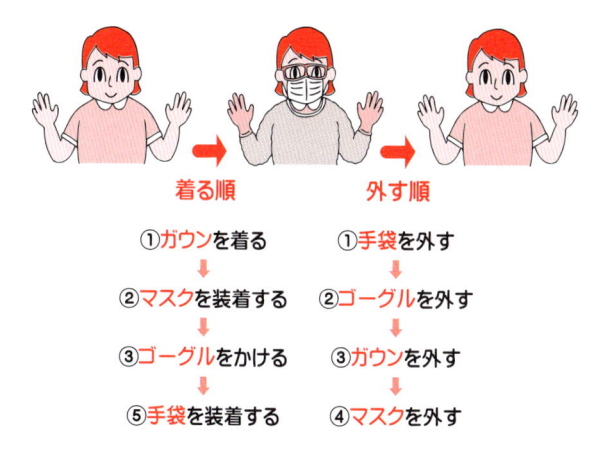

着る順　　　　外す順

①ガウンを着る　　①手袋を外す

②マスクを装着する　②ゴーグルを外す

③ゴーグルをかける　③ガウンを外す

⑤手袋を装着する　④マスクを外す

図1　個人防護具の着脱の順番

染している個人防護具なので最初に廃棄します。それにより手袋に付着している病原体が他の部位に付着するのを避けることができます。病室内でマスクを外すと飛沫感染または空気感染する病原体を吸い込んでしまいます。そのため，マスクの取り外しは病室の外に出てから行います。個人防護具を取り外した後には手指衛生を行います。

個人防護具の肝

◉ 個人防護具は適切に装着する必要があります。鼻を露出してサージカルマスクを装着していては飛沫の曝露は防げません。N95マスクは顔面の隙間から空気が漏れ込まないようフィットテストに合格したマスクを選び，装着後はシールチェックを行ってから病室に入ります。角化型疥癬の患者のケアでは，疥癬虫が医療従事者の皮膚に付着しないよう手袋とガウンの間に隙間ができないようにします。

◉ サージカルマスクは3相構造（図2）になっていて，外側は耐水加工で水滴を通しにくく，中間層は高密度の構造で埃や花粉，飛沫などに含まれるウイルスを捕集し，内側は肌触りや通気性を良くしてありますから，裏表を正しく装着しなくてはなりません。また，上下を間違えて装着すると，ワイヤーを鼻梁に合わせて曲げることができませんから，マスクと顔面の密着性が低下してしまいます。

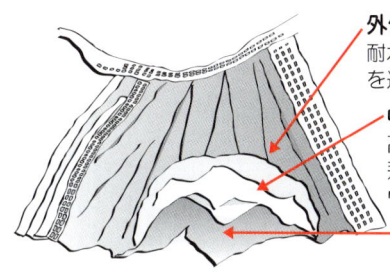

外側：
耐水加工で，水滴
を通しにくい。

中間層：
高密度で埃や花粉，
飛沫などに含まれる
ウイルスを捕集する。

内側：
肌触り・通気性が
よい。

図2 サージカルマスクの構造

◉ 眼鏡はゴーグルの替わりにはなりません。最近の眼鏡はレンズが小さく，眼鏡と顔面の隙間も大きいものが多いため，血液などを浴びると，医療従事者の目に飛び込んでしまいます。眼鏡をしていても，その上からゴーグルを装着することが大切です。

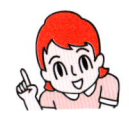

文献••

①CDC. Guideline for isolation precautions: Preventing transmission of infectious agents in healthcare settings, 2007. http://www.cdc.gov/hicpac/pdf/isolation/Isolation2007.pdf

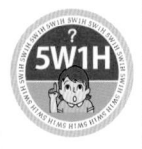 × 咳エチケット

Who
咳, 充血, 鼻水, 呼吸器分泌物の増加といった症状のある人。

Where
病院, 通勤途中, 職場, 自宅など。

When
病院に入る時, 咳, 充血, 鼻水, 呼吸器分泌物の増加がみられた時。

咳エチケット

Why
未診断の感染力のある呼吸器感染症の患者が感染源となることがある。

What
サージカルマスク, ティッシュペーパー, アルコール手指消毒薬, ポスター。

How
感染者の口や鼻から病原体を含んだ飛沫や飛沫核が周辺に拡散しないようにする。

Who?
☞咳，充血，鼻水，呼吸器分泌物の増加といった症状のある人は咳エチケットをします。この場合，受診した患者のみならず，同伴の家族や友人であっても，咳，充血，鼻水，呼吸器分泌物の増加があれば咳エチケットが必要です。

Where?
☞病院に入った時から，診療が終わって病院の出口から帰るまで，咳エチケットが必要です。通勤途中，職場，自宅など，日常生活でも咳エチケットを実施するのが望ましいと言えます。

When?
☞院内感染対策としての咳エチケットは患者が病院に入る時に始まります。救急外来や病院受付の最初の段階で咳エチケットが実施されなければなりません。
☞日常生活での咳エチケットは咳，充血，鼻水，呼吸器分泌物の増加などの時点で始まります。

Why? ☞咳，充血，鼻水，呼吸器分泌物の増加などの症状だけで感染症か否かを判断できないため症状のある人はすべて咳エチケットを遵守します。2003 年の SARS のように未診断の感染力のある呼吸器感染症の患者が感染源となることがあるからです。

What? ☞咳エチケットでは，咳やくしゃみを抑えるためにサージカルマスクやティッシュペーパー，手指衛生のためにアルコール手指消毒薬が必須です。咳エチケットを啓発するポスターも院内各所に掲示します。

How? ☞咳エチケットの啓発は医療従事者，患者，家族，面会者などを対象に勉強会，ポスターなど様々な手段で行います。
☞市中でインフルエンザやマイコプラズマ肺炎の流行時は，外来待合室などに咳エチケットのポスターを目立つように掲示しておきます。

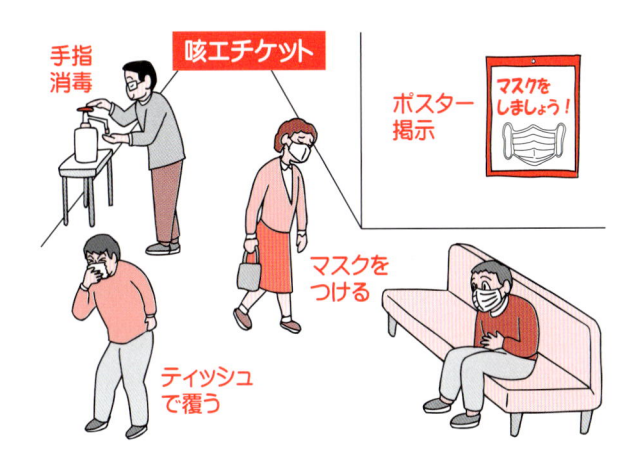

手指
消毒

咳エチケット

ポスター
掲示

マスクを
しましょう！

マスクを
つける

ティッシュ
で覆う

その際，日本語のほかにその地域に多い外国
籍の人々の言語によるポスターも必要です。

☞受診した患者や同伴者などが咳，充血，鼻水，
呼吸器分泌物の増加を訴えた場合にはティッ
シュペーパーやサージカルマスクを提供して，
咳やくしゃみを覆い，呼吸器分泌物に触れて
汚れた手指には手指衛生するよう指導します。

☞待合い室では他の人と 1m 以上の距離を空け
たり，衝立を用いたりすることが必要です。

咳エチケットの肝

- 咳エチケットは，インフルエンザ，麻疹，風疹などのウイルス感染症や百日咳などの細菌感染症の防止策として必要ですが，これらの感染症は発熱や咳，鼻水などの症状のみでは区別できません。また，喘息，アレルギー性鼻炎，慢性閉塞性肺疾患などは咳症状があっても感染性はありませんが，感染症の合併を否定できません。そのため，感染症の種類や有無を問わず，症状があるすべての人々が咳エチケットを遵守する必要があります[1]。

- 咳エチケットでは咳やくしゃみを覆った手指も汚れるため手指衛生も咳エチケットの重要な要素であるという啓発が大切です。

- 受診者に咳，充血，鼻水，呼吸器分泌物の増加などの症状があっても，咳エチケットの対象であるという自覚がないこともあるため，受診者に声掛けして，発熱や呼吸器症状のある人を早く見つけ出すことも必要です。

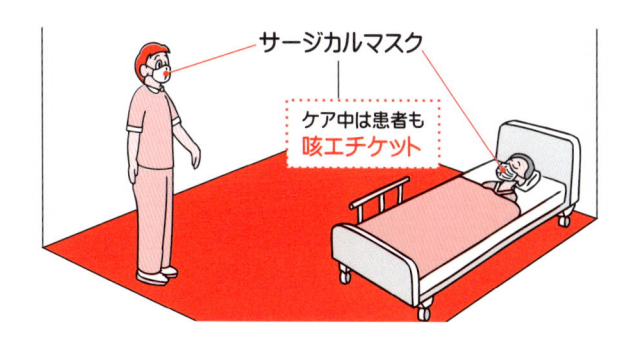

サージカルマスク

ケア中は患者も
咳エチケット

- ⦿飛沫感染や空気感染する疾患のため個室隔離されている患者には，病室で医療従事者がケアしたり，面会者がいる間は，咳エチケットとしてサージカルマスクを着用してもらいます。医療従事者や面会者が病室を出れば，咳エチケットは必要ありません。

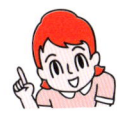

文献……………………………………………………………………………
①CDC. Guideline for isolation precautions: Preventing transmission of infectious agents in healthcare settings, 2007. http://www.cdc.gov/hicpac/pdf/isolation/Isolation2007.pdf

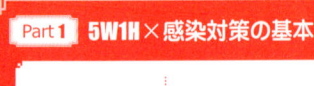

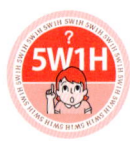 × 滅菌・消毒・洗浄

滅菌技師，内視鏡技師など。

Who

中央材料室，内視鏡室。

Where

滅菌・消毒・洗浄する必要がある時。

When

滅菌・消毒・洗浄が不適切であると，器具を介した感染が発生する。

Why

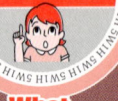

滅菌・消毒・洗浄

What

蒸気滅菌，過酸化水素ガスプラズマ，高水準消毒薬，洗浄剤や界面活性剤。

How

医療器具に適した処置をする。

Who? ☞中央材料室では，滅菌技師などのスタッフが器具や器材の滅菌・消毒・洗浄を行います。内視鏡室では内視鏡技師などのスタッフが内視鏡の消毒を行います。

Where? ☞中央材料室は滅菌装置や洗浄装置の設備を保有しており，手術や検査などで使用した医療器材や器具の洗浄から滅菌に至る業務を一括して行っています。内視鏡室では内視鏡用洗浄消毒器が装備されており，消化管内視鏡や気管支鏡などの洗浄・消毒を行っています。

When? ☞病棟，外来，手術室，内視鏡室など病院内で使用されたすべての医療器具が単回使用というわけではなく，再使用するものも数多くあります。それらを使用目的に応じて滅菌・消毒・洗浄する必要がある時に中央材料室や内視鏡室などで処理されます。

Why?

☞ 滅菌・消毒・洗浄が不適切であれば器具を介した感染が発生します。病原体が付着したままとなっている医療器具や器材を使ってしまうと，患者に病原体が伝播してしまうからです。そのため，医療器具の使用目的に合わせて，滅菌・消毒・洗浄を実施しますが，過剰な処理は避けなければなりません。本来は洗浄や消毒で十分な器具を滅菌すれば，コストが増加し，器具の劣化を早めてしまいます。

What?

☞ 蒸気滅菌，過酸化水素ガスプラズマ，高水準消毒薬などを用いて滅菌や消毒を行います。滅菌や消毒の前には洗浄剤や界面活性剤などで十分に洗浄します。

How?

☞ 病院内で使用された器具が中央材料室に運ばれて来たら，スポルディングの分類により，クリティカル器具・セミク

表1　スポルディングの分類表

分類	対象器材の例
クリティカル器具	手術器材，針，カテーテル，インプラント など
セミクリティカル器具	人工呼吸器回路，麻酔器回路，軟性内視鏡，膀胱鏡 など
ノンクリティカル器具	血圧計カフ，酸素マスク，膿盆，ガーグルベースン，聴診器，便器・尿器，環境表面 など

リティカル器具・ノンクリティカル器具のどれに相当するかを確認します（表1）。そして，その分類に沿って，滅菌・消毒・洗浄のいずれを実施するかを決定します（図1）。

☞「**クリティカル器具**」（血流に直接挿入したり，通常は無菌の体内区域に挿入する器具；針，カテーテル，手術器材，血液チューブなど）は滅菌します。「**セミクリティカル器具**」（正常粘膜に接する器具；内視鏡など）は滅菌もしくは高水準消毒を実施します。そして，「**ノンクリティカル器具**」（正常皮膚のみに接触す

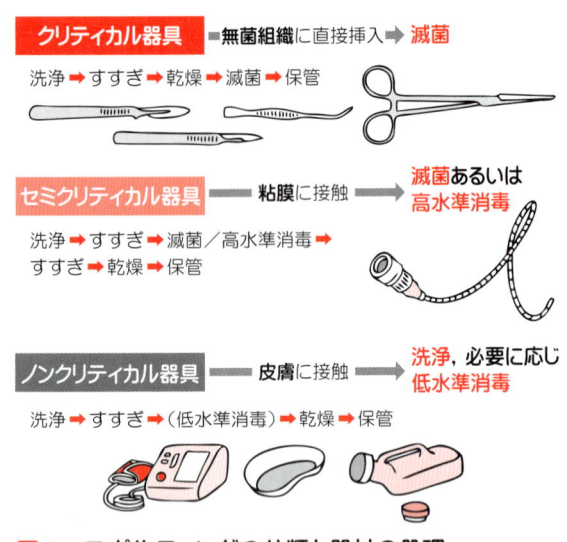

クリティカル器具 ■無菌組織に直接挿入 ➡ 滅菌

洗浄 ➡ すすぎ ➡ 乾燥 ➡ 滅菌 ➡ 保管

セミクリティカル器具 ━━ 粘膜に接触 ➡ 滅菌あるいは高水準消毒

洗浄 ➡ すすぎ ➡ 滅菌／高水準消毒 ➡ すすぎ ➡ 乾燥 ➡ 保管

ノンクリティカル器具 ━━ 皮膚に接触 ➡ 洗浄，必要に応じ低水準消毒

洗浄 ➡ すすぎ ➡ （低水準消毒）➡ 乾燥 ➡ 保管

図 1 スポルディングの分類と器材の処理

る器具；血圧計カフなど）は洗浄もしくは低水準消毒を実施します[1]。

☞滅菌・消毒を実施するにあたっては，医療器具との相性を考慮しなければなりません。また医療器具の構造および性質によって処置法が異なります。例えば，長い管腔構造の器具

では消毒剤の到達が不十分となるので十分に注意する必要があります。

☞医療器具の滅菌や消毒の前には洗浄剤や界面活性剤を用いて，徹底的に **洗浄** します。器具の表面に付着している血液や汚れを物理的に除去しておくことが大切です。洗浄が不十分な場合，滅菌や消毒の処置をしても効果が不十分となります（図2）。

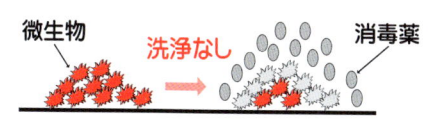

- 器具表面の微生物や汚れを除去せずに消毒剤にて処理しても，すべての微生物を殺滅できない。

洗浄 ⟶ 滅菌
洗浄 ⟶ 消毒
洗浄

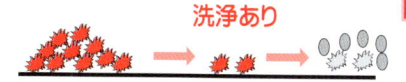

- 器具表面の微生物や汚れのほとんどを除去した上で，消毒剤にて処理すば，微生物を殺滅できる。

図 2　消毒や滅菌の前の洗浄の必要性

滅菌・消毒・洗浄の肝

- どの患者に使用したかで器材の滅菌・消毒・洗浄を決めてはいけません。これからどう使うかで滅菌・消毒・洗浄は決まります。感染者が使用した医療器具であってもノンクリティカル器具であれば洗浄で十分です。

- 「器材表面に付着した微生物の数」が多いほど、消毒剤による破壊時間は長くなります。そのため消毒や滅菌の前には徹底的に洗浄して微生物数を減らしておく必要があります。

- 「器材表面の有機物や無機物の存在」は消毒や滅菌に影響します。器材表面の有機物は消毒剤と化合物を形成して殺菌力を減弱させますし、有機物や無機物は物理的にガードして微生物を消毒剤から守ってしまいます。

- 「消毒剤の濃度や物理的化学的因子」も消毒効果に影響を与えます。一般に温度が上昇すれば殺菌力も増加しますが、あまりにも温度が上がり過ぎると消毒剤が劣化して殺菌力は

低下してしまいます。ヨードホール以外の消毒剤は濃度が高くなれば殺菌力は強くなり，殺菌に必要な時間は短くなります。pH は消毒剤分子や細菌表面を変化させることで殺菌力に影響します。湿度はガス状消毒剤（酸化エチレンなど）に影響を与えます。水の硬度は特定の消毒剤の殺菌速度を低下させます。

- ⦿「消毒剤への曝露時間」も消毒効果に影響を与えます。消毒剤は対象物に一定の時間接触しなければ効果が不十分となるからです。
- ⦿「バイオフィルム（器材表面に強く付着した微生物の塊）」も消毒や滅菌に大きな影響を与えます。バイオフィルム内の微生物は消毒や滅菌処置に耐性となります[1]。

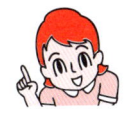

文献‥‥‥‥‥‥‥‥‥‥‥‥‥‥‥‥‥‥‥‥‥‥‥‥‥‥‥‥‥
①CDC. Guideline for disinfection and sterilization in healthcare facilities. http://www.cdc.gov/hicpac/pdf/guidelines/Disinfection_Nov_2008.pdf

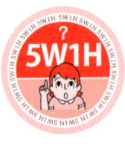 × 環境清掃

清掃担当者，看護師。
Who

手指の高頻度接触面を重点的に。
Where

高頻度接触面
⇒毎日
低頻度接触面
⇒退院する時，血液や体液などがこぼれた時。
When

環境清掃

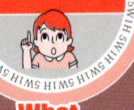

環境表面が病原体の伝播経路になることがある。
Why

家庭用洗浄剤，次亜塩素酸ナトリウム溶液，ベルオキソ一硫酸水素カリウム製剤。
What

病原体の伝播経路の遮断を狙って環境の清掃と消毒を行う。
How

W?ho ✿✿✿✿✿✿✿✿✿✿✿✿✿✿✿✿✿✿✿✿✿✿✿✿

☞病院の清掃担当者は病院での清掃の目的を理解して，適切に清掃しなければなりません。また，看護師は適切な清掃が実施されているかを確認し，必要があれば清掃担当者を指導します。

W?here ✿✿✿✿✿✿✿✿✿✿✿✿✿✿✿✿✿✿✿✿✿✿✿✿

☞病室の清掃は病原体の伝播経路の遮断が最大の目的です。この時，最も伝播経路になりやすいのはドアノブなどの手指の高頻度接触面です。手指の高頻度接触面を重点的に清掃し，低頻度接触面（床や壁など）は埃を取り除く程度で十分です。

高頻度接触面

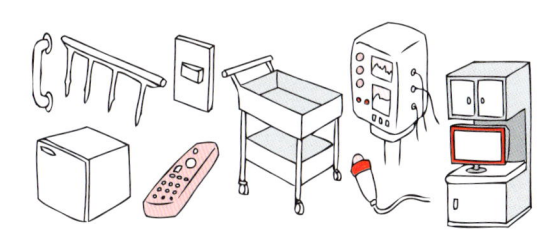

When? ☞手指の高頻度接触面は毎日清掃します。床など低頻度接触面は患者の退院時，血液や体液による汚染時に清掃します。

Why? ☞環境表面には病原体が付着していることがあります。そのような所に患者や医療従事者が触れて，手指に病原体が付着したまま自分自身もしくは他の患者に触れることで病原体が移動してしまいます。このように環境表面は病原体の伝播経路になることがあるので，適切な清掃が必要なのです。

環境表面と伝播経路

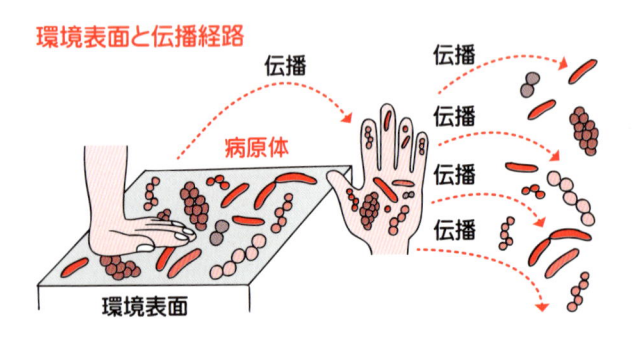

伝播　伝播　病原体　伝播　伝播　伝播　環境表面

W?hat

☞通常の清掃では家庭用洗浄剤を用いて清掃します。多剤耐性菌，クロストリディオイデス・ディフィシル，ノロウイルスに感染している患者の病室は次亜塩素酸ナトリウム溶液やペルオキソ一硫酸水素カリウムを主成分とした製剤を用いて消毒します。患者の血液が床などにこぼれ落ちた場合には環境用クロスなどで拭き取ってから，同様に消毒します。

H?ow

☞手指の高頻度接触面（ドアノブ，ベッド柵，床頭台など）は家庭用洗浄剤で1日1回は清掃します。この場合，同じ雑巾ですべての病室を清掃してはいけません。雑巾は各病室ごとに新しいものと交換する必要があります。清掃中に雑巾は汚染されます。汚れた雑巾をそのまま清掃に使い続けると，病原体を環境表面にまき散らすことになってしまうからです。

☞多剤耐性緑膿菌（MDRP；multidrug resistant *Pseudomonas aeruginosa*）や多剤耐性アシネトバクター（MDRA；multidrug resistant *Acinetobacter*）などの多剤耐性菌，クロストリディオイデス・ディフィシル，ノロウイルスに感染している患者の病室の清掃では，家庭用洗浄剤を用いるのではなく，次亜塩素酸ナトリウム溶液（1,000ppm）もしくはペルオキシ一硫酸水素カリウムを主成分とした製剤を用いて消毒します。この場合，特にトイレや患者ベッド周辺の手指の高頻度接触面を重点的に消毒します。

☞環境清掃カートの汚染が多剤耐性菌を拡散させたという報告があります[1]。清掃器具は病室間を移動するものですが，定期的には洗浄されていないことが多いです。そのため，清掃で病室間を移動する前には必ず清掃器具の洗浄と消毒が必要です。また，清掃器具を保管している棚なども定期的に消毒しておかなければなりません。

環境清掃の肝

- 環境表面に付着している病原体が自力でヒトの体に移動することはありません。ヒトの手指が環境表面に触れて病原体が手指に付着し，その手指が自分や他人の身体部位に触れることによって移動します[2]。すなわち，環境からの病原体の感染経路となっているのはそこに触れたヒトの手指です。したがって，環境表面に付着している病原体の感染経路を遮断する方法は「手指衛生」および「手指の高頻度接触面の清掃」ということになります。

- CDCは環境表面を手指の「高頻度接触面」と「低頻度接触面」に分類しています。前者は病原体の重要な伝播経路ですから重点的に清掃します。環境表面はスポルディングの分類ではノンクリティカルですから消毒する必要はなく，洗浄で構いません[2]。環境表面が患者の体内に入り込むことはあり得ませんし，粘膜に触れることもないため滅菌や消毒の必

要はなく，洗浄で十分なのです。

- MDRP や MDRA などの多剤耐性菌，芽胞を形成し長期間環境表面に生息するクロストリディオイデス・ディフィシル，ノロウイルスを対象とした環境清掃では，洗浄ではなく環境消毒によって感染源を除去する必要があります。消毒には次亜塩素酸ナトリウム溶液（1,000ppm）もしくはペルオキソー硫酸水素カリウムを主成分とした製剤を用います。

環境表面の消毒

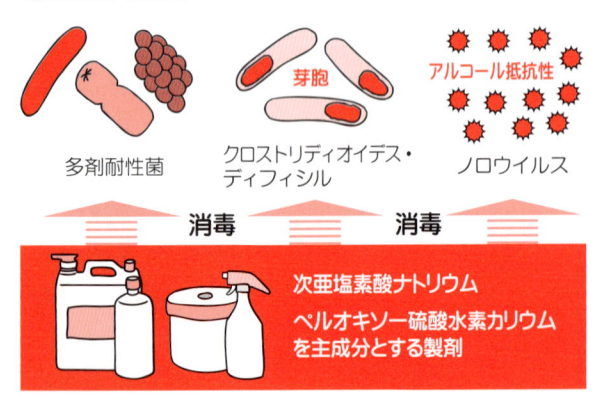

多剤耐性菌　　クロストリディオイデス・ディフィシル　　ノロウイルス

芽胞　　アルコール抵抗性

消毒　　消毒

次亜塩素酸ナトリウム
ペルオキソー硫酸水素カリウム
を主成分とする製剤

◎ 病院ではアルコールは頻繁に用いられている消毒剤です。アルコールは速効性のある消毒剤ですが，揮発性であるため小面積の表面（薬剤バイアルのゴムストッパーや温度計など）や小器具の外部表面（聴診器など）に使用します。テーブルや壁といった広い面積に使用すると，表面を拭いている間にアルコールが蒸発してしまい，消毒に必要な接触時間を確保できません。したがって，アルコールの環境表面への使用は小面積に限定する必要があります。

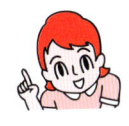

文献‥‥‥‥‥‥‥‥‥‥‥‥‥‥‥‥‥‥‥‥‥‥‥‥‥‥‥‥‥‥‥‥‥‥
①Chae SR, et al. Investigation of carbapenemase-producing carbapenem-resistant Enterobacteriaceae among patients at a community hospital-Kentucky, 2016 https://www.cdc.gov/mmwr/volumes/66/wr/pdfs/mm665152a5-H.PDF
②CDC. Guideline for environmental infection control in health-care facilities, 2003. http://www.cdc.gov/hicpac/pdf/guidelines/eic_in_HCF_03.pdf

①

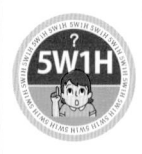 × 多剤耐性菌対策

Who
医師，看護師，清掃担当者。

Where
病棟，外来，集中治療室，新生児集中治療室。

When
患者が入院してから退院するまで。

多剤耐性菌対策

Why
多剤耐性菌は医療従事者の手指や器具を介して伝播する。

What
アルコール手指消毒薬，ガウン，手袋。

How
病院や市中でよくみられる多剤耐性菌は標準予防策にて対応。病院が未経験か経験の少ない耐性菌には接触予防策を併用。

Who? ☞どの患者が多剤耐性菌を保菌しているかは判りません。そのため，患者をケアする医師や看護師は常に手指衛生を実行し，医療器具は適切に消毒・滅菌します。そして，清掃担当者は「手指の高頻度接触面（ドアノブなど）」を重点的に清掃します。

Where? ☞すべての病棟と外来で多剤耐性菌対策を実施する必要があります。多剤耐性菌は医療従事者の手指を介して伝播するため医療従事者が患者に頻繁に触れる区域（集中治療室，新生児集中治療室）では特に伝播しやすいと言えます。

☞多剤耐性緑膿菌（MDRP；multidrug resistant *Pseudomonas aeruginosa*），多剤耐性アシネトバクター（MDRA；multidrug resistant *Acinetobacter*），バンコマイシン耐性腸球菌（VRE；vancomycin resistant *Enterococci*）は日和見病原体であることから，集中治療室，新生児集中

治療室の患者のように感染症に脆弱な患者は保菌するのみでなく，肺炎や菌血症などを発症することがあります。

When? ☞患者が入院してから退院するまで多剤耐性菌対策を実施します。培養検査にて多剤耐性菌が一時的に消失したとしても，感染対策は継続します。

Why? ☞多剤耐性菌は医療従事者の手指や器具を介して伝播します。この感染経路を遮断することが最も効果的な耐性菌対策となります。

What? ☞多剤耐性菌の多くは接触感染するため対策は手指衛生が極めて重要となります。したがって，アルコール手指消毒薬が適切に使用されていなければなりません。また，接触予防策を併用する時には，ガウンや手袋を適切に着脱する必要があります。

☞すべての多剤耐性菌の患者のケアで
　　は手指衛生を実施します。この場
合，WHO の「手指衛生の 5 つのタイミング」
で手指衛生することが大切です [1]〔p.50 5W1H×
手指衛生 参照〕。

☞日常的には MRSA，基質特異性拡張型 β -ラ
クタマーゼ（ESBL；extended spectrum β -lacta-
mase）産生菌，カルバペネム耐性腸内細菌科
細菌（CRE；carbapenem resistant Enterobacteri-
aceae）（カルバペネマーゼ非産生）の保菌者や
発症者は標準予防策にて対応します。これら
の病原体が検出されたからといって，すべて
の患者を個室に隔離したり，ガウンテクニッ
クが必要だということはありません。しかし，
「外科的な排膿があってガーゼで覆いきれな
い」「呼吸器感染があり，多量の喀痰を周辺
に飛び散らかしている」などの場合には接触
予防策を併用します。

☞一方，MDRP，MDRA，VRE，カルバペネマー

ゼ産生腸内細菌科細菌（**CPE**；carbapenemase producing Enterobacteriaceae）の保菌者や発症者では常に「標準予防策＋接触予防策」を実施します。

☞接触予防策が必要な場合，病室の入口にガウンを吊るしておいて，複数の医療従事者がそれを着回すということは適切ではありません。使用後のガウンの表面には病原体が付着しており，それを別の医療従事者が装着することによって，多剤耐性菌が医療従事者間で伝播してしまうからです。

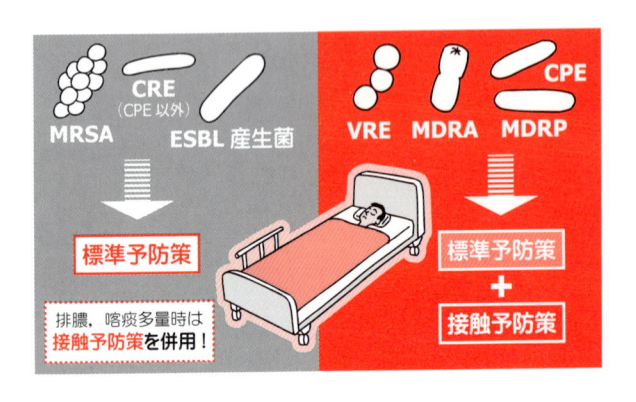

多剤耐性菌対策の肝

- 多剤耐性菌には MRSA，MDRP，MDRA，VRE，CRE（CPE を含む），ESBL 産生菌などがあります。これらの多剤耐性菌は特に医療従事者の手指を介して患者から患者に伝播します。したがって，多剤耐性菌対策で最も大切なことは医療従事者の**手指衛生**であり，標準予防策の徹底が最も重要です。

- MRSA，ESBL 産生菌といった日常の診療で頻繁に遭遇する多剤耐性菌には標準予防策で対応します。しかし，肺炎などで患者の喀痰が多く，周辺に飛散している状況や，下痢などで患者の排便コントロールが不十分になっている場合などでは接触予防策を併用します。

- MDRP，MDRA，VRE は日常的に遭遇することはほとんどなく，これらの病原体を発症/保菌している患者を検出したら，菌が病院内に拡散しないように厳重な対策をとります。具体的には標準予防策に加えて接触予防策を患

者の入院時から退院時まで継続します。

◉ CRE はカルバペネマーゼを産生していなければ標準予防策で対応します。CPE では接触予防策を併用することが推奨されています[2]。

◉ CDC は多剤耐性菌管理のガイドラインの中で「感染症に脆弱な患者は他の多剤耐性菌を磁石のように吸いつけ続けるため，1 つの病原体や 1 つの抗菌薬にのみ焦点を当てた制御プログラムは成功しそうにない」と記述しており，これが多剤耐性菌対策のキーポイント

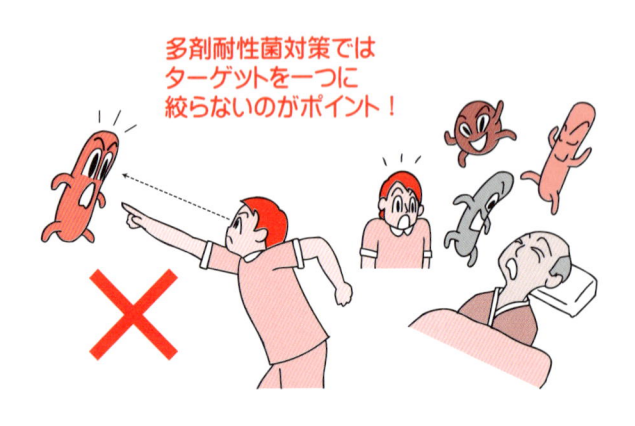

多剤耐性菌対策では
ターゲットを一つに
絞らないのがポイント！

と言えます[3]。実際，1人の患者が複数の多剤耐性菌を保菌していることはよくみられます。1つの多剤耐性菌のみを対象として感染対策を徹底的に実施していると，他の多剤耐性菌による院内感染が発生してしまいます。こうした事態を回避するために，どの多剤耐性菌を保菌しているかに関係なく，すべての患者のケアでは手指衛生を徹底します。

- 多剤耐性菌は一時的に便や喀痰から消失しても，完全に除菌されることはありません。何らかの理由で抗菌薬が投与されると，常在菌が死滅して多剤耐性菌が増殖できる環境が与えられてしまい，再び検出されるようになります。こうした理由からMDRP，MDRA，VRE，CPEの保菌者および発症者は退院するまで接触予防策を継続することになります。

- 多剤耐性菌の患者を接触予防策にて管理する場合，患者は「自分だけがどうして隔離されるのだろうか？」「本当に，この病気は治るのだろうか？」などと不安になります。接触

予防策におかれた患者は，隔離されていない対照患者と比較して，有害反応を有意に多く持ち，治療への不満足を多く訴えているとの報告もあります [3]。また，医療従事者は「自分が耐性菌に感染してしまうのではないか？」と心配になり，医療従事者（主治医を含む）が病室に入ったり，診察したりする頻度が半減することが知られています。そのため接触予防策を実施する場合には，これらの憂慮への対応も必要となります［p.28 5W1H×接触予防策 参照］。

◉日常の感染対策において環境表面を消毒することはありません。環境表面はスポルディングの分類では<u>ノンクリティカル</u>に分類されるからです [4]。しかし，多剤耐性菌対策では環境対策として，手指の高頻度接触面に重点をおいて消毒します。この場合，次亜塩素酸ナトリウム溶液やペルオキソ一硫酸水素カリウムを主成分とする製剤が用いられます。

◉清掃に使うカートが多剤耐性菌に汚染され，

それが病室間で移動することによって，病棟内に病原体が拡散されたという報告があります[5]。そのため，清掃道具の十分な清潔管理も重要です。

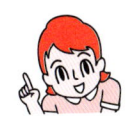

文献··
①WHO. Guidelines on hand hygiene in health care. [Full version] http://whqlibdoc.who.int/publications/2009/9789241597906_eng.pdf [Summary] http://whqlibdoc.who.int/hq/2009/WHO_IER_PSP_2009.07_eng.pdf
②四学会連携提案．カルバペネムに耐性化傾向を示す腸内細菌科細菌の問題（2017）―カルバペネマーゼ産生菌を対象とした感染対策の重要性 http://www.kansensho.or.jp/guidelines/pdf/4gakkai_carbapenem_2017.pdf
③CDC. Management of multidrug-resistant organisms in healthcare settings http://www.cdc.gov/hicpac/pdf/MDRO/MDROGuideline2006.pdf
④CDC. Guideline for environmental infection control in health-care facilities, 2003. http://www.cdc.gov/hicpac/pdf/guidelines/eic_in_HCF_03.pdf
⑤Chae S-R, et al. Investigation of carbapenemase-producing carbapenem-resistant Enterobacteriaceae among patients at a community hospital - Kentucky, 2016 https://www.cdc.gov/mmwr/volumes/66/wr/pdfs/mm665152a5-H.PDF

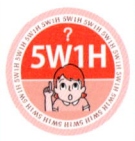

5W1H

クロストリディオイテス・ディフィシル感染症

×CDI患者ケア

CDIの患者を
ケアする医療
従事者。

Who

個室。

Where

発症から下痢が
消失するまで。

When

**CDI
患者ケア**

Why

How

芽胞が医療従事者
や環境表面を介し
て伝播する。

標準予防策に加
えて接触予防策
を併用する。

What

ガウン，手袋，
石鹸と流水，
個室。

Who

☞クロストリディオイデス・ディフィシル感染症（CDI；*Clostridioides difficile infection*）の患者をケアする医療従事者は芽胞が環境表面に長期間生息していることを前提として，CDI対策を実施する必要があります。

Where

☞CDIの患者は個室に隔離します。複数の患者が同時期に発生し，各患者に個室を提供できない時は，CDI患者だけであれば，同室にすることは可能です（コホーティング）。この場合，病室における特別な空調管理は必要ありません。

When

☞CDIの患者は下痢をしているので，下痢のある期間は接触予防策を実施します。接触予防策はCDIが発症してから下痢が消失するまで継続します[1]。接触予防策が終了しても，標準予防策としての手指衛生は必要です。

Why? ☞CD の芽胞は患者の身体や周辺環境に長期間生息しています。特にオムツを利用している患者ではベッドおよび周辺には芽胞が大量に付着していると考えるべきです。そのようなところを医療従事者の手指が触れたり，衣類が接触したりすれば，その手指や衣類が芽胞によって汚染され，別の病室などに持ち出されてしまいます。芽胞が医療従事者や環境表面を介して伝播することを防ぐために，接触予防策を併用します。

クロストリディオイデス・ディフィシル

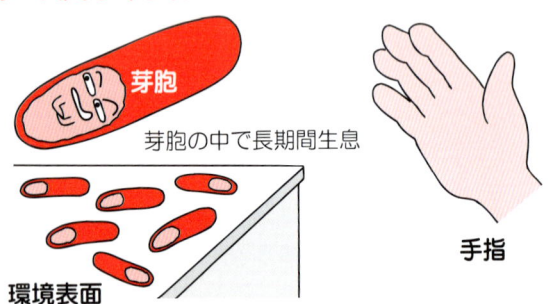

芽胞

芽胞の中で長期間生息

手指

環境表面

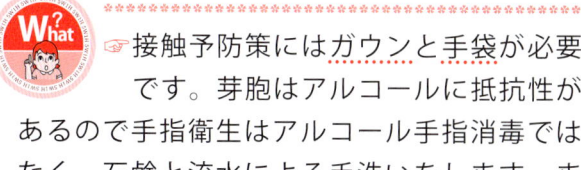

☞接触予防策には<u>ガウンと手袋</u>が必要です。芽胞はアルコールに抵抗性があるので手指衛生はアルコール手指消毒ではなく，<u>石鹸と流水による手洗い</u>をします。また，患者は<u>個室</u>に隔離します。

☞病院における患者へのCDの伝播経路には，「一過性にCDに汚染した医療従事者の手指による接触」「CDに汚染した環境表面への接触」「CDI患者への直接接触」の3つがあります[2]。

☞「一過性にCDに汚染した医療従事者の手指による接触」を防ぐために医療従事者は手袋を装着します。そして，患者ケアの後には石鹸と流水による手洗いを励行します。

☞「CDに汚染した環境表面への接触」を防ぐためには手袋とガウンを装着します。患者をケアする時に医療従事者の手指や身体が患者の身体や環境表面に触れるからです。

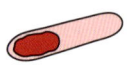

クロストリディオイデス・ディフィシル（CD）

3つの伝播経路

一過性に付着

CDに汚染された
環境表面に接触

CDI患者に
直接接触

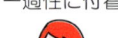
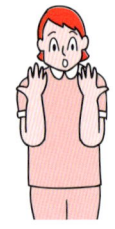
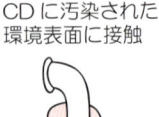
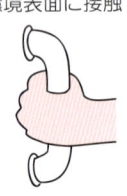
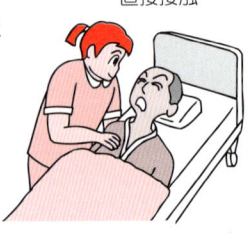

☞「CDI患者への直接接触」を防ぐために他の患者と接触しないよう患者を個室隔離します。

☞CDI患者は**接触予防策**にて対応し，下痢が消失するまで継続します[1]。下痢消失から数日間，糞便に排菌されることがあるので，施設によっては症状が改善してから数日間もしくは退院するまで隔離を継続しています[1]。

☞CDI患者に使用した医療器具は使い捨てにします。使い捨てできない医療器具はCDI患者の病室専用にするか，患者に用いた後に十分に洗浄と消毒してから再使用します。

CDI 患者ケアの肝

- CD は糞便に排出されます。環境表面，機器，機材（トイレ，バスタブ，電子直腸体温計など）が糞便に汚染され，そこが芽胞の貯蔵庫となります。CD は汚染表面に触れた医療従事者の手指を介して伝播していきます。

- CD は最終的に別の患者の口の中に入り込むことによって伝播します。CD の伝播経路は「下痢便⇒患者の身体や周辺環境に芽胞が付着する⇒そこに医療従事者の手指や医療器具が接触して，芽胞が付着する⇒別の患者の周辺環境に持ち込まれる⇒その患者の手指に付着する⇒その患者の口に入り込む」であり，これらすべての段階を経てはじめて感染が成立します。そのため，伝播経路のどこか 1 ヵ所でも遮断すれば CD の感染予防策は成功と言えます。具体的には，すべての患者は日常的に手指衛生を実施し，箸やスプーンなどは清潔に管理することが重要となります。

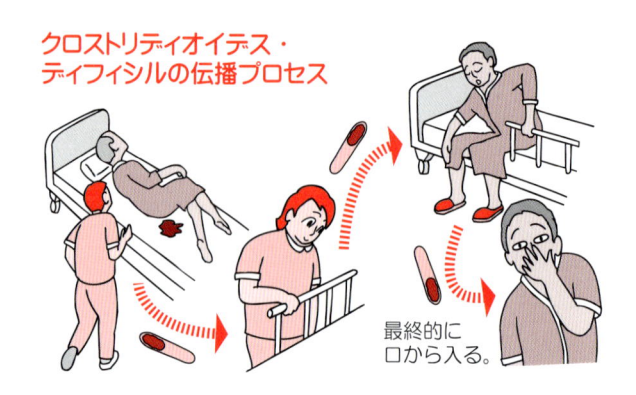

クロストリディオイデス・ディフィシルの伝播プロセス

最終的に口から入る。

◉ トイレで排便し，手洗いができる患者は自分の身体や周辺環境を汚染することはほとんどないため感染源にはなりにくいと言えます。問題は排便コントロールができず，オムツを利用している患者です。このような患者は医療従事者によるオムツ交換を必要とします。また，患者自身がオムツの中に指を入れたりして，手指を汚していることがあるので周辺環境は相当汚染されていると考えるべきです。したがって，オムツが必要な患者や手指衛生に無頓着な患者は感染源になりやすいと

考え，接触予防策を実施します。

◉ CDI の患者がメトロニダゾールやバンコマイシンなどにて治癒しても，病室の環境表面には CDI 患者に由来する芽胞が付着しています。環境消毒がなされなければ，あるいは患者が手指衛生をしなければ，環境表面に付着した芽胞が治癒後の患者の口腔内に侵入し，再感染してしまいます。したがって，環境の消毒は極めて重要な対策であると言えます。

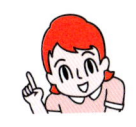

文献••

①CDC. *Clostridium difficile* Infections. https://www.cdc.gov/hai/organisms/cdiff/cdiff_faqs_hcp.html

②Cohen SH, et al. Clinical Practice Guidelines for *Clostridium difficile* Infection in Adults: 2010 Update by the Society for Healthcare Epidemiology of America（SHEA）and the Infectious Diseases Society of America（IDSA）. Infect Control Hosp Epidemiol 2010; 31, 431-455. https://www.idsociety.org/uploadedFiles/IDSA/Guidelines-Patient_Care/PDF_Library/cdiff2010a.pdf

5W1H × インフルエンザ対策

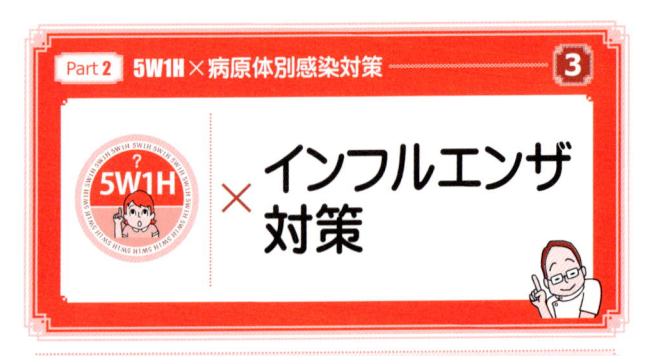

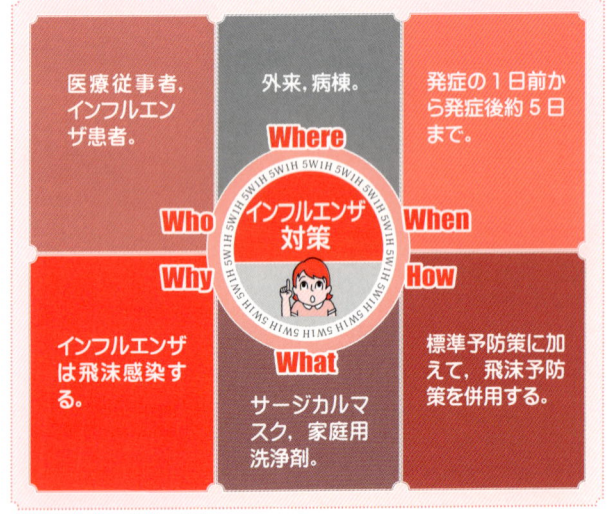

Who
医療従事者，インフルエン
ザ患者。

Where
外来，病棟。

When
発症の1日前から発症後約5日
まで。

Why
インフルエンザは飛沫感染する。

What
サージカルマスク，家庭用洗浄剤。

How
標準予防策に加えて，飛沫予防策を併用する。

☞インフルエンザの患者をケアする<u>医療従事者</u>は当然ながら，インフルエンザ対策を熟知していなくてはなりません。また，医療従事者のみならず<u>インフルエンザ患者</u>も咳エチケットなどを実施する必要があります。

☞インフルエンザ患者が受診する<u>外来</u>，インフルエンザ患者が入院している<u>病棟</u>では医療従事者がインフルエンザウイルスに曝露する可能性があります。このような区域では対策の徹底が求められます。

☞インフルエンザの感染性期間は，成人では「<u>発症の 1 日前から発症後約5 日まで</u>」です。この期間は飛沫予防策を徹底します。小児では 10 日以上も感染性を示すことがあるので飛沫予防策の期間は長くなります。

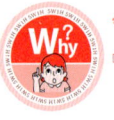
☞インフルエンザウイルスは飛沫感染にて伝播します。換気が悪い場合は，まれに空気感染することがありますので，この伝播経路も遮断する必要があります。

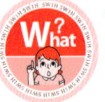
☞患者から2m以内に接近する医療従事者や面会者はサージカルマスクを装着します。また，インフルエンザウイルスは環境表面に付着していることがあるので，家庭用洗浄剤にてドアノブなどの手指の高頻度接触面を拭き取るようにします。

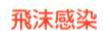

飛沫感染

インフルエンザウイルス

高頻度接触面

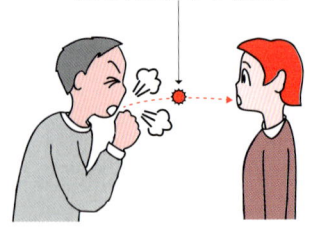

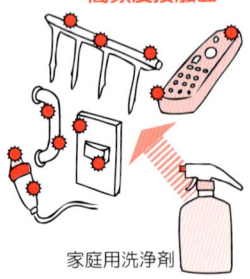

家庭用洗浄剤

☞外来では患者は<u>咳エチケット</u>を遵守します。具体的には<u>サージカルマスク</u>を装着し，咳をする時にはその上からティッシュを用いて口と鼻を覆います。待合室などではインフルエンザの患者と他の患者の間は少なくとも 1m の距離を保つようにします。

☞インフルエンザ患者が入院する時は個室に隔離します。個室が足りなければ，複数のインフルエンザ患者を同室にします（**コホーティング**）。病室の気圧を陰圧にする必要はありませんが，換気は良好にします。

☞病室に入る医療従事者は<u>サージカルマスク</u>を装着し，<u>手指衛生</u>を徹底します。医療従事者が病室にいる時には，患者には<u>咳エチケット</u>としてサージカルマスクを着用してもらいます。医療従事者が退室すれば，患者はサージカルマスクを外しても構いません。

☞インフルエンザの患者が滞在した区域（病室や外来など）の清掃は日常的な清掃で構いま

せん。この場合，病室のドアノブなどの「手指の高頻度接触面」は家庭用洗浄剤を用いて1日1-2回程度拭き取るようにします。

☞すべての医療従事者にはインフルエンザワクチンを接種します。妊婦や卵アレルギーのある場合でも接種して構いません[1]。ただし，インフルエンザワクチンによる副反応を経験したことのある場合は接種を見合わせます。

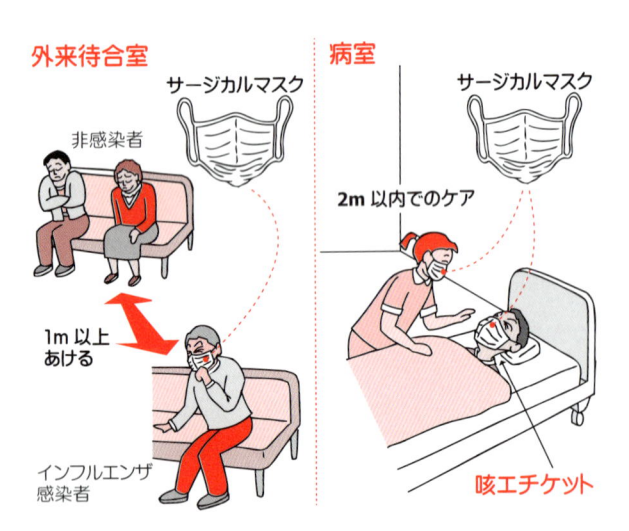

インフルエンザ対策の肝

- インフルエンザウイルスは気道で増殖し，飛沫感染にて伝播します。飛沫には大量のウイルスが含まれており，インフルエンザ発症後24-48時間でピークに達します。感染性を示す期間は，成人では発症の1日前から発症後約5日で発症後の3日間が最も感染力が強いことが知られています。小児では10日以上も感染性を示すことがあります。重症の免疫不全患者では何週間〜何ヵ月もウイルスを排出し続けることがあります[2]。

- インフルエンザウイルスは平滑な表面では24-48時間，紙や衣類のような粗な表面では8-12時間生き延び，これらの表面からヒトの手指に伝播することができます[3]。

- インフルエンザは飛沫感染しますが，換気の悪い狭い部屋では空気感染することがあります[4]。そのため，インフルエンザ患者の診療で用いる部屋の換気は強化します。

- インフルエンザ対策として，インフルエンザワクチンは極めて重要です。インフルエンザは不活化ワクチンなので，接種によってインフルエンザに罹患することはありません。

- 妊婦には必ずインフルエンザワクチンを接種します。妊婦はインフルエンザに脆弱であり，罹患すると，重症化しやすく，死亡率が高いことが知られています。妊婦は心拍数や酸素消費が増加しています。また，横隔膜が子宮によって押し上げられているため肺気量が低下しています。免疫能も変化しています。自然流産や早産も報告されています。妊娠前期での高熱は胎児の神経管閉鎖障害の危険性を2倍にし，その他の出生異常を引き起こすことも知られています。出産時の妊婦の高熱は新生児痙攣，脳症，脳性麻痺，新生児死亡などの危険因子となっています[5,6]。

- 卵アレルギーとインフルエンザワクチンのアレルギーとは関係ありません。CDC は「卵を食べて，血管浮腫，呼吸困難，意識朦朧，反

復嘔吐などを経験した人，エピネフリンなどの救急処置を必要とする人にも接種してよい」としています[1]。ただし，インフルエンザワクチンを接種した後に重篤なアレルギー反応を経験した人にはワクチン接種は禁忌です。

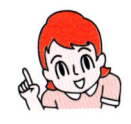

文献

①CDC. Prevention and control of seasonal influenza with vaccines : Recommendations of the Advisory Committee on Immunization Practices—United States, 2016–17 influenza season http://www.cdc.gov/mmwr/volumes/65/rr/pdfs/rr6505.pdf

②CDC. Seasonal flu:Clinical description & Lab diagnosis of influenza. http://www.cdc.gov/flu/professionals/diagnosis/

③Bean B, et al. Survival of influenza viruses on environmental surfaces. J Infect Dis 1982; 146:47-51.

④Moser MR, et al. An outbreak of influenza aboard a commercial airliner. Am J Epidemiol 1979; 110:1-6.

⑤CDC. Pregnant women & influenza（Flu）https://www.cdc.gov/flu/protect/vaccine/pregnant.htm

⑥ACIP Recommendations and Pregnancy（Flu）https://www.cdc.gov/vaccines/pregnancy/hcp-toolkit/acip-recs.html

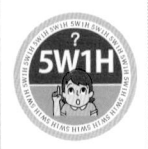 × ノロウイルス
患者ケア

Who
ノロウイルス
胃腸炎の患者
をケアする医
療従事者。

Where
個室，ノロウ
イルスで汚染した
区域。

When
症状が改善して
から少なくとも
48 時間が経過
するまで。

ノロウイルス
患者ケア

Why
ノロウイルスは
感染力が強い。

What
ガウン，手袋，サージカ
ルマスク，石鹸と流水，
個室，次亜塩素酸ナトリ
ウム溶液，ペルオキソ
硫酸水素カリウム製剤。

How
医療従事者が下
痢便および嘔吐
物とそれに伴う
エアロゾルに曝
露しないように。

Who? ☞ノロウイルスは便や嘔吐物に含まれています。そのため，ノロウイルス胃腸炎の患者をケアする医療従事者は便を処理したり，嘔吐物を取り扱う時に感染する可能性があります。

Where? ☞ノロウイルス胃腸炎は個室に隔離します。複数の患者がノロウイルス胃腸炎を発症し，個室を利用できない時は，それらの患者を大部屋に同室にすることは可能です（コホーティング）。ノロウイルス流行期は突然の嘔吐によって廊下やトイレの洗面台などが汚染されることがあります。ノロウイルスで汚染した区域の環境対策も重要です。

When? ☞ノロウイルス胃腸炎の患者は症状が改善してから少なくとも 48 時間が経過するまで接触予防策にて対応します[1]。心臓血管系疾患，自己免疫疾患，免疫抑制状

態，腎臓障害などのある患者は下痢やウイルスの排出が長期化することがあるので，隔離の期間を延長しなければなりません。

☞ 幼児（2歳以下）もまた，ウイルス排出が遷延して環境を汚染するので，症状改善後5日まで接触予防策を延長します[1]。

W?hy ☞ ノロウイルスは感染力が強いので十分な感染防止策が必要です。ごく少量の糞便に含まれるわずかなウイルスでも胃腸炎を引き起こしますし，嘔吐時に発生するエアロゾルに含まれる程度のウイルス量でも感染症を成立させることができます。

W?hat ☞ ノロウイルス胃腸炎の患者には接触予防策が実施されるので，ガウンと手袋は必須です。患者の嘔吐時に発生するエアロゾルを吸い込まないようにサージカルマスクも装着します。患者のケア後は個人防護具を外して廃棄します。その後は石鹸と流水

による手洗いが大切です。下痢や嘔吐物で汚染した環境表面は<u>次亜塩素酸ナトリウム溶液（1,000ppm）</u>もしくは<u>ペルオキソ一硫酸水素カリウムを主成分とする製剤</u>にて消毒します。

吐物処理セット

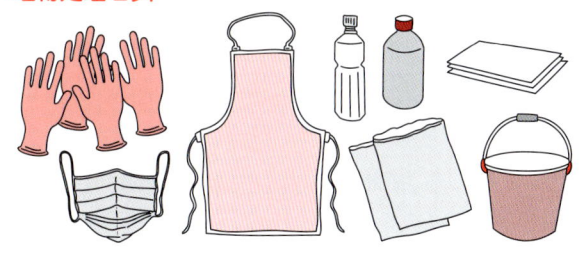

☞ノロウイルス胃腸炎の患者が発生した場合には<u>石鹸と流水による手洗い</u>を頻回に行います[1]。患者はトイレの後や食事の前の手洗いが重要であり，医療従事者はオムツ交換などの行為の後は手洗いします。

☞清掃や消毒は，ノロウイルスの汚染の可能性が低い区域（カウンタートップ）から可能性の

高い区域（トイレなど）へ移動していきます。アウトブレイクの期間は病室や手指の高頻度接触面の清掃と消毒の回数を増やします。

☞ノロウイルスで汚染したと思われる環境表面は，次亜塩素酸ナトリウム溶液もしくはペルオキソ一硫酸水素カリウムを主成分とする製剤で消毒します。この場合，糞便が付着している状況では消毒効果は不十分となりますから，消毒前にあらかじめ糞便などの有機物を拭き取り，除去しておく必要があります。

☞洗浄液のバケツを取り換える時や嘔吐物および糞便を清掃した後にはモップヘッドを交換します。プライバシーカーテンは肉眼的に汚れた時および患者が退院した時に交換します。

☞汚れたリネンはウイルスの飛散を避けるために，振らないように慎重に扱うことが大切です。汚れたリネンの処理において二重バッグ，焼却，洗濯機の改造の必要はありません。

☞感染患者の使用した食器類は使い捨てにする必要はなく，普通の処置や洗浄で十分です。

ノロウイルス患者ケアの肝

◉ ノロウイルスは主に糞便中に排出されますが，嘔吐物にも存在します。感染後4週間はウイルスが便中に検出されます。ウイルス排出のピークは感染後2-5日であり，この時期には糞便1g当たり約1,000億個のウイルス量となります。

◉ ノロウイルスはわずか18個で胃腸炎を発症させることができます[2]。例えば，留め針の先端に付着した程度のウイルス量で，1,000人以上を感染させることができると言われています。ごく少量の糞便に含まれるウイルス量であっても胃腸炎を引き起こすことができますし，嘔吐する時に発生するエアロゾルに含まれるノロウイルスの量でも感染が成立するため，アウトブレイクが頻繁に引き起こされています。

◉ ノロウイルス感染者の最大30%が無症状ですが，無症状の人々もウイルスを排出してい

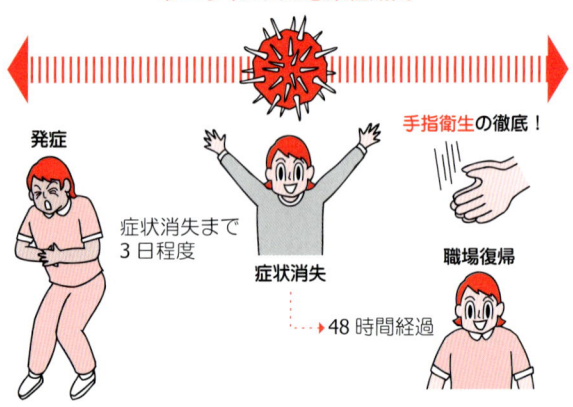

ノロウイルスの感染性期間

発症

症状消失まで
3日程度

症状消失

→ 48時間経過

手指衛生の徹底！

職場復帰

ます（ただし，有症者よりはウイルス量は少ないです）2)。そのため，アウトブレイクが発生している時には下痢と嘔吐の症状のある人のみならず，無症状の人にも手洗いを徹底してもらいます。

- ノロウイルス胃腸炎に罹患した人の感染性は発症した時点から始まります。感染性は回復後少なくとも3日間続きますが，2週間も感染性を示す人もいます。したがって，ノロウ

イルス感染症から回復した後でも手指衛生を必ず実施してもらいます。

◉ ノロウイルス胃腸炎に罹患した医療従事者は休務することになります。そして，症状が消失してから 48 時間以降に職場復帰できますが，この場合は手洗いを徹底してもらいます。

◉ ノロウイルス感染後には数週間程度は抵抗力を獲得していると言われているので [3]，復帰後のスタッフがノロウイルス胃腸炎の患者をケアすることが最も望ましいと言えます。

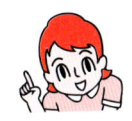

文献••
①CDC. Guideline for the prevention and control of norovirus gastroenteritis outbreaks in healthcare settings. http://www.cdc.gov/hicpac/pdf/norovirus/Norovirus-Guideline-2011.pdf
②CDC. Updated norovirus outbreak management and disease prevention guidelines. http://www.cdc.gov/mmwr/pdf/rr/rr6003.pdf
③CDC. Updated norovirus outbreak management and disease prevention guidelines. http://www.cdc.gov/mmwr/pdf/rr/rr6003.pdf

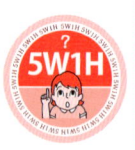

麻疹・水痘・風疹・ムンプス対策

Who
医療従事者，麻疹・水痘・風疹・ムンプスの患者。

Where
外来，病棟。

When
麻疹・水痘・風疹・ムンプスの患者の感染性期間。

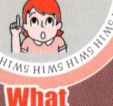

麻疹・水痘・風疹・ムンプス対策

Why
麻疹と水痘は空気感染し，風疹とムンプスは飛沫感染する。それらの感染力は極めて強力である。

What
N95マスク，空気感染隔離室，サージカルマスク，ワクチン。

How
標準予防策に加えて，飛沫予防策や空気予防策を併用する。

W?ho ☞麻疹・水痘・風疹・ムンプスの患者に接触する可能性のある医療従事者はこれらの病原体の伝播経路を十分に理解し，適切な感染対策を実行しなければなりません。また，麻疹・水痘・風疹・ムンプスの患者は咳エチケットを遵守します。

W?here ☞麻疹・水痘・風疹・ムンプスの患者は発熱および発疹（もしくは耳下腺部の腫脹）を主訴として外来を受診します。病状によっては病棟に入院することがあります。感染者が面会者として病棟に立ち入った場合には院内感染が発生するかもしれません。

W?hen ☞麻疹・水痘・風疹・ムンプスの患者の感染性期間（註：感染者が周囲の人々に病原体を伝播させることができる期間）は空気予防策や飛沫予防策を実施しなければなりません。

☞麻疹の感染性期間は前徴期から発疹発現後3-4日まで，水痘は発疹発現の2日前から発疹発現の5日後まで，風疹は発疹発現の7日前から発疹後5日後まで，ムンプスは耳下腺部が腫脹する6-7日前から腫脹後5日が経過するまでです（図1）。

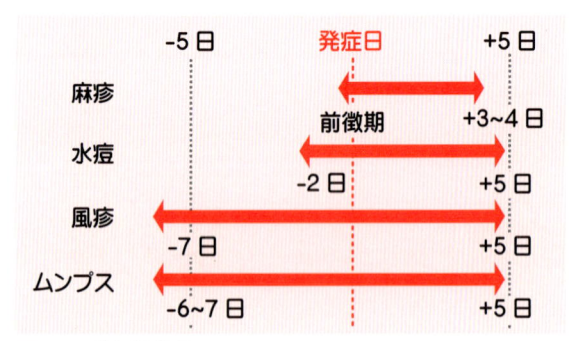

図 1　感染性期間

☞麻疹と水痘は空気感染し，風疹とムンプスは飛沫感染します。そして，それらの感染力は極めて強力です。感染症の

感染力の物差しの一つとして**基本再生産数**（basic reproductive rate：R_0［アール・ノート］）があります。これは「1人の感染者が，誰も免疫を持たない集団に加わった時，平均して直接感染させる人数」です。インフルエンザの R_0 は 2-3 ですが，麻疹は 16-21，水痘は 8-10，風疹は 7-9，ムンプスは 11-14 というようにインフルエンザよりもはるかに強い感染力があります[1]。

基本再生産数

1人の感染者が免疫を持たない集団に加わり，2人が感染すれば，$R_0=2$ となる。

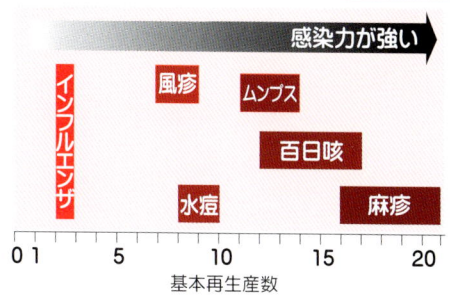

感染力が強い

インフルエンザ　風疹　ムンプス　百日咳　水痘　麻疹

0 1　5　10　15　20
基本再生産数

☞麻疹と水痘に対しては N95 マスクと空気感染隔離室が必要です。風疹とムンプスに対してはサージカルマスクを用います。また，すべての医療従事者はこれらの感染症に対するワクチンを 2 回接種することが必要です。

☞麻疹と水痘の患者のケアは空気予防策を必要とします。そのため，患者は空気感染隔離室に入室させ，病室に入る医療従事者は N95 マスクを装着します。空気感染隔離室の室内が廊下に比較して**陰圧**となっていることを毎日確認します。

☞風疹とムンプスの患者には飛沫予防策を行います。飛沫予防策では，空気流の管理は不要なので一般個室が利用できます。病室に入る医療従事者はサージカルマスクを装着します。

☞患者は医療従事者が室内でケア中は咳エチケットをします。サージカルマスクを装着し，

咳やくしゃみをする時には手で口と鼻を覆います。手洗いも必要です。室内に患者以外の人がいなければ，咳エチケットは必要なく，サージカルマスクは外しても構いません。

☞患者は必要時以外は病室から出ないようにします。CTなどの検査で室外に出る必要がある時は患者はサージカルマスクを装着します。

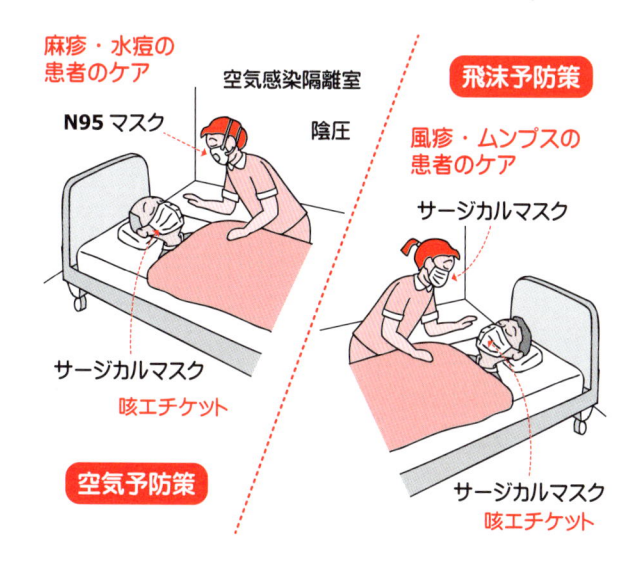

麻疹・水痘の
患者のケア

空気感染隔離室

N95マスク

陰圧

飛沫予防策

風疹・ムンプスの
患者のケア

サージカルマスク

サージカルマスク

咳エチケット

空気予防策

サージカルマスク
咳エチケット

麻疹・水痘・風疹・ムンプス対策の肝

◉ 麻疹・水痘・風疹・ムンプスの対策では，感染症の罹患を疑えるかどうかが重要です。そのために市中での流行状況を把握し，水痘流行期のワクチン未接種者に水疱が数個あれば，水痘を疑い，ムンプス流行期に耳下腺部の腫脹がみられればムンプスを疑います。

◉ 麻疹・水痘・風疹・ムンプスのワクチンは2回接種が推奨されます。2回接種で抗体を獲得できなくても「免疫あり」と考え，3回目の接種は必要ありません。CDCは麻疹，ムンプスでは，2回のワクチン接種歴があれば免疫ありと考え，抗体陰性でも追加接種しないとしています[2]。水痘も2回の接種歴があれば免疫ありと考え，接種後の抗体検査をしないとしています[3]。風疹は1回の接種歴があれば免疫ありとし，抗体陰性でも追加接種はしませんが，妊娠可能年齢の女性では1回追加接種するとしています[2]。

◉ 水痘に感受性があるワクチン未接種者が水痘に曝露した場合，曝露 3 日以内のワクチン接種で水痘を 90% 以上予防でき，曝露 5 日以内の接種なら予防効果は約 70%，重症水痘の軽減には 100% 有効です[4]。麻疹も曝露後 72 時間内のワクチン接種なら，ある程度予防できる，あるいは症状を軽減できます[5]。

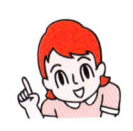

文献
① 国立感染症研究所 感染症情報センター 平成 20 年度 感染症危機管理研修会プログラム 4 http://idsc.nih.go.jp/training/ 20kanri/003.html
② CDC. Prevention of measles, rubella, congenital rubella syndrome, and mumps, 2013 https://www.cdc.gov/mmwr/preview/mmwrhtml/rr6204a1.htm
③ CDC. Prevention of varicella: Recommendation of the Advisory Committee on Immunization Practices（ACIP）, 2007 https://www.cdc.gov/mmwr/preview/mmwrhtml/rr5604a1.htm
④ CDC. Prevention of varicella: Recommendations of the Advisory Committee on Immunization Practices（ACIP） https://www.cdc.gov/mmwr/PDF/rr/rr5604.pdf
⑤ CDC. Measles（Rubeola）: For healthcare professionals https://www.cdc.gov/measles/hcp/index.html

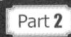
 × 帯状疱疹対策

Who 医療従事者。	Where 高齢者が多く入院している病棟，がん病棟，緩和ケア病棟。	When 帯状疱疹の発疹が出現してから，すべての水疱が痂皮化するまで。
Why 帯状疱疹はまれに空気感染する。	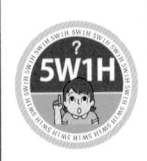帯状疱疹対策 What 手袋，N95マスク，ガウン，手袋。	How 標準予防策を行うが，必要に応じて空気予防策と接触予防策を併用する。

Who
☞医療従事者は帯状疱疹の患者の病状により標準予防策のみでいくか空気予防策や接触予防策を併用するかを決めます。

Where
☞帯状疱疹は抵抗力低下者や高齢者にみられるため，高齢者が多く入院する病棟のほか，がん病棟や緩和ケア病棟では帯状疱疹が高い頻度でみられます。

When
☞帯状疱疹の発疹が出現してから，すべての水疱が痂皮化するまでの期間は感染性があるので，感染対策を徹底します。

Why
☞帯状疱疹はまれに空気感染することがあります。それは，播種性帯状疱疹や免疫不全患者での局所の帯状疱疹です。帯状疱疹の水疱部分には高濃度のウイルスが含まれており，その部分を引っ掻いたりした時にウイルスが空気中に浮遊します。

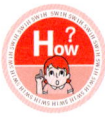

☞帯状疱疹の水疱に触れる時には手袋を装着します。患者を空気予防策や接触予防策のもとでケアする時には N95 マスク，ガウン，手袋の装着が必要となります。

☞患者が帯状疱疹を合併した場合は，限局性か播種性かを確認します。

☞正常免疫の人の限局性帯状疱疹は標準予防策にて対応します[1]。水疱部分に触れる時には手袋を着け，皮膚病変はガーゼなどで覆い，周囲を汚染しないようにします。

☞播種性帯状疱疹，限局性でも患者が免疫不全であれば空気感染隔離室に収容します[1]。一般個室に隔離する際は，病棟の中でも廊下の人通りが少ない端の病室にします。皮膚病変が広範囲であれば接触予防策も併用します。

☞個室隔離はガーゼや衣類で水疱を覆える帯状疱疹よりも顔面や手指のように水疱をガーゼで覆えない帯状疱疹の患者を優先します。

帯状疱疹対策の肝

- 水痘と帯状疱疹では水痘のほうが感染力が強いことが示されています。水痘‐帯状疱疹ウイルス（VZV；varicella zoster virus）に対する抗体を有しない家族の中に水痘患者が発生した場合，同居家族が水痘を発症する確率は71.5％です。家族に帯状疱疹の患者が発生した場合に同居家族が水痘を発症する確率は15.5％となります[2]。この時，同居家族が帯状疱疹を発症することはありません。初感染では水痘を発症します。

初感染での水痘と帯状疱疹の感染率

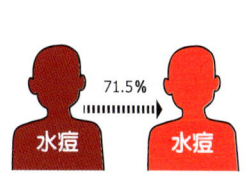

水痘‐帯状疱疹ウイルス（VZV；varicella zoster virus）に対する抗体がない人が水痘に曝露した場合

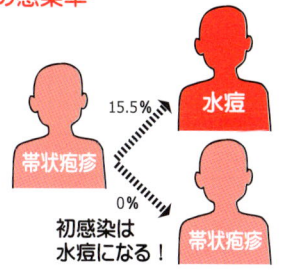

初感染は水痘になる！

- 水痘患者の病室からは空気検体 78 件中 64 件（82%），帯状疱疹患者の病室からは 13 件中 9 件（70%）でウイルス DNA が検出されたとする報告があり，帯状疱疹は皮膚病変の引っ掻きによってウイルスがエアロゾル化し，空気感染するものと推測されています[2]。

- 水痘生ワクチンは現在，50 歳以上の人の帯状疱疹の予防として利用されています。60 歳以上の成人で帯状疱疹生ワクチンの短期効果を評価した研究では，予防効果は接種後 1 年の 62.0% から 5 年の 43.1% に減少し，5 年以降の効果は示されませんでした。帯状疱疹後神経痛の予防効果は接種後 1 年の 83.4% から 2 年の 69.8% に減少し，3-7 年では統計学的な有効性は確認されませんでした。すなわち，60 歳以上で接種された成人では，効果は最初の 5 年で減少し，5 年以降の防御効果は明確ではありません。それ故，60 歳未満でワクチンを接種された成人は帯状疱疹および合併症の危険性が最大となる時期には防御さ

れない可能性があります。これらのことから，CDC は帯状疱疹生ワクチンは 60 歳以上の成人への接種を推奨しています[3]。今後，日本でも利用が見込まれる遺伝子組み換え帯状疱疹ワクチン（RZV；recombinant zoster vaccine）は，水痘生ワクチンよりも帯状疱疹に対する有効性が高く，帯状疱疹後神経痛に対する有効性も高いことが示されており，50 歳以上での接種が推奨されています[4]。

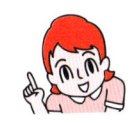

文献‥‥‥‥‥‥‥‥‥‥‥‥‥‥‥‥‥‥‥‥‥‥‥‥‥‥‥‥‥

①CDC. Guideline for isolation precautions: Preventing transmission of infectious agents in healthcare settings, 2007. http://www.cdc. gov/hicpac/pdf/isolation/Isolation2007.pdf

②CDC. Prevention of herpes zoster. http://www.cdc.gov/mmwr/ pdf/rr/rr57e0515.pdf

③CDC. Update on recommendations for use of herpes zoster vaccine http://www.cdc.gov/mmwr/preview/mmwrhtml/mm6333a3.htm

④CDC. Recommendations of the Advisory Committee on Immunization Practices for use of herpes zoster vaccines https://www. cdc.gov/mmwr/volumes/67/wr/pdfs/mm6703a5-H.pdf

5W1H × 結核患者ケア

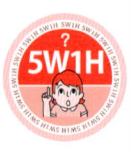

Who
肺結核および喉頭結核の患者をケアする医療従事者，結核性膿瘍を洗浄する医療従事者。

Where
空気感染隔離室，剖検室，結核性膿瘍を洗浄する手術室や処置室。

When
結核菌を排菌している結核患者が排菌しなくなるまで。

Why
結核菌は空気感染する。

What
N95マスク，空気感染隔離室。

How
病室の空気中に浮遊している結核菌を医療従事者が吸い込まないようにする。結核菌が室外に漏れないようにする。

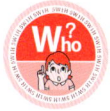 ☞結核患者のケアにおいては，肺結核と喉頭結核の患者をケアする医療従事者が結核菌に感染する可能性があります。また，結核性膿瘍を洗浄する医療従事者も，結核菌を含んだエアロゾルを吸い込むと，結核菌に感染することがあります。

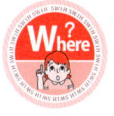 ☞結核菌を含んだ飛沫核やエアロゾルが空気中に浮遊している区域では，十分な予防策が必要です。具体的には空気感染隔離室，剖検室，結核性膿瘍を洗浄する手術室や処置室があげられます。

☞空気感染隔離室では肺結核や喉頭結核の患者が咳をするたびに飛沫核が空気中を浮遊するので空気が結核菌に汚染されていると考えるべきです。

☞剖検室では結核患者の剖検で肺などの内臓を取り出す時にご遺体の気道から結核菌を含んだエアロゾルが排出されることがあります。

☞結核性膿瘍を洗浄する手術室や処置室では，膿瘍を勢いよく洗浄すると，エアロゾルが産生されるため，結核菌がエアロゾルに含まれて周辺の空気中に浮遊する可能性があります。

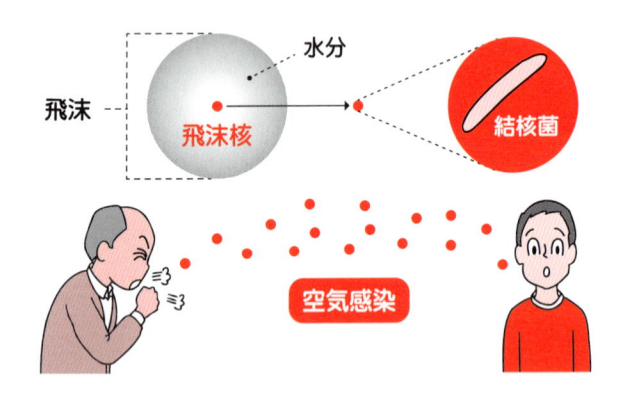

☞結核菌を排菌している結核患者が排菌しなくなるまで，空気予防策を実施します。この場合，喀痰塗抹の中の結核菌が結核治療によりどの程度のスピードで減少していくかが参考になります。

☞喀痰塗抹が陽性で空洞のある肺結核の患者の喀痰内で生きている結核菌の濃度は診断時は 10^6-10^7 個 /mL ですが，結核治療の最初の 2 日で 1/10 に減少します。さらに 14-21 日までに 1/100 に減少します。

☞患者の大半は標準治療（イソニアジド，リファンピシン，エタンブトール，ピラジナミドなど）を 2 日ほど受ければ感染性は診断時の平均 10% になり，14-21 日の治療後は，感染性は治療前のレベルの平均 1% 未満となります[1]。

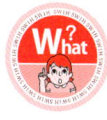

☞結核菌は空気感染するので，結核菌を含んだ飛沫核が空気流に乗って隣接する区域に流れ出るなどということは絶対に阻止しなければなりません。また，結核患者が入っている病室でケアを行う医療従事者が飛沫核を吸い込まないようにします。

☞N95 マスクおよび空気感染隔離室は結核対策では不可欠です。N95 マス

クは顔面とマスクが密着するように装着するので，病室内にいる医療従事者が飛沫核を吸い込まないようにできます。また，空気感染隔離室は周囲に比較して陰圧になっていますから室内空気が外部に流出しません。

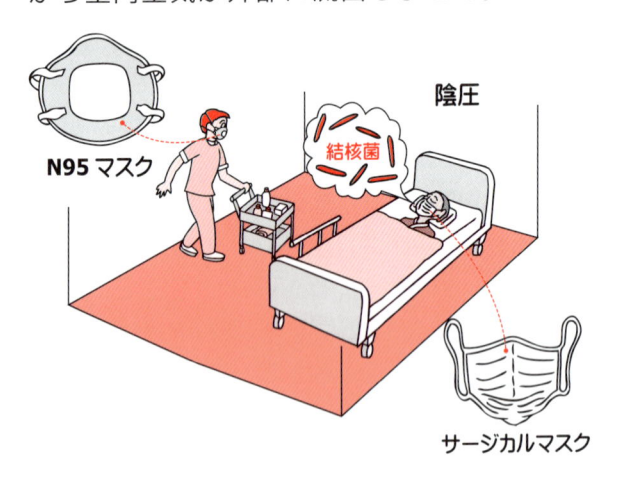

陰圧

結核菌

N95 マスク

サージカルマスク

☞結核疑いの患者には空気感染隔離室に入室してもらい，病室の陰圧を毎日チェックします。陰圧チェックは，スモー

クチューブや細い紐などを用いて空気流を目視します。病室の扉は必ず閉め，面会者や医療従事者が入室しないようにします。病院に空気感染隔離室がなければ患者を個室に入室させ，換気を良好にして，結核が確認され次第，結核専門病院に転院させます〔p.42 5W1H×空気予防策 参照〕。

☞結核患者の病室に入る医療従事者は，入室前にN95マスクを装着します。N95マスクは事前にフィットテストに合格したものを用います。そして，結核患者の病室に入る必要があるたびに入室前にシールチェックを実施します。患者には医療従事者が病室内でケアをしている間はサージカルマスクを装着してもらいます。この時，患者にN95マスクを装着させることはしません。

☞患者を結核専門病院へ搬送する時には，患者はサージカルマスク，医療従事者はN95マスクを装着し，搬送車内の換気を良好にしておきます。

結核患者ケアの肝

- 結核の感染経路は空気感染だけです。飛沫感染も接触感染もしません。結核菌を含んだ飛沫核が空気中を浮遊し，その飛沫核をヒトが吸い込んで，肺胞まで到達することによって感染が成立します。

- 結核には感染性のある結核と感染性のない結核があります。感染性結核には，肺結核と喉頭結核があります[1]。これらの結核の患者は咳をするので空気中に飛沫核が浮遊することになります。

- 感染性のない結核には，リンパ節結核と腸結核があります。リンパ節結核や腸結核では結核菌を含んだ飛沫核が空気中を浮遊することはないので感染性はありません。しかし，まれにエアロゾルを産生する医療処置（剖検，膿瘍の洗浄など）によって結核菌を伝播することがあります[2]。

- 時々，過去に BCG を接種してツベルクリン

反応が陽性になった人が「自分には結核に対する免疫がある」と誤解していることがあります。そうではなく，すべての医療従事者は結核菌に感受性があると考えるべきなのです。ツ反が陽性であることが結核菌への免疫を持っていることにはなりません。したがって，結核患者を担当する医療従事者を決める際，ツ反が陽性であるという理由で担当させるのは適切ではありません。陽性であっても陰性であっても N95 マスクの装着などの結核対策を遵守する必要があります。

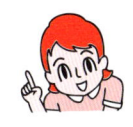

文献 ・・・

①CDC. Guidelines for Preventing the Transmission of *Mycobacterium tuberculosis* in Health-Care Settings, 2005. http://www.cdc.gov/mmwr/PDF/rr/rr5417.pdf
②CDC. Controlling tuberculosis in the United States, 2005) http://www.cdc.gov/mmwr/PDF/rr/rr5412.pdf

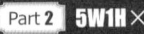

5W1H × 疥癬患者管理

Who
医師，看護師，清掃担当者。

Where
大部屋（通常疥癬），病室（角化型疥癬）。

When
疥癬患者をケアする時。

Why
疥癬虫は接触感染する。角化型疥癬は感染力が強い。

疥癬患者管理

What
ガウン，手袋，フェノトリン，イベルメクチン，ピレスロイド系殺虫剤。

How
標準予防策（通常疥癬）および接触予防策（角化型疥癬）にて対応する。

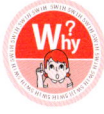

Who ☞医師や看護師が疥癬患者に接触する時は，疥癬虫が手指や衣類に付着しないようにします。清掃担当者は角化型疥癬の患者の病室を丁寧に清掃します。医師は疥癬治療を行って伝播力を減らします。

Where ☞通常疥癬の患者は大部屋で管理可能ですが，角化型疥癬の患者は個室に隔離し，隔離期間は1-2週間程度となります[1]。

When ☞疥癬患者をケアする時には，病変部位に医療従事者の手指や衣類が接触する可能性があります。特に角化型疥癬は疥癬虫の数が非常に多く，短時間の接触でも伝播するので角化型疥癬の患者をケアする時には感染対策を強化します。

Why ☞疥癬虫は接触感染します。特に角化型疥癬は感染力が非常に強く，数

十万〜数百万匹の疥癬虫が感染します。

W?hat ☞標準予防策と接触予防策には**手袋と****ガウン**が必要です。疥癬治療には**フェノトリン**（外用）と**イベルメクチン**（内服）が用いられます。角化型疥癬では環境やリネンの疥癬虫を殺虫するために，**ピレスロイド系殺虫剤を散布することがあります**[1]。

H?ow ☞通常疥癬には標準予防策で対応し，患者の皮膚病変に触れる時には，必ず手袋を装着します。一方，**角化型疥癬では****接触予防策を併用**します。患者を個室隔離し，病室に入る医療従事者はガウン（ガウンは手首まで覆うもの）と手袋を装着します。隔離期間は治療開始後 1-2 週間程度となります[1]。

☞角化型疥癬ではピレスロイド系殺虫剤を隔離解除時と退室時に 1 回だけ散布します[1]。車椅子や血圧計などには隔離解除時に掃除機をかけるか，ピレスロイド系殺虫剤を散布します。

［註：殺虫剤の散布は日本皮膚科学会のガイドラインでは推奨しています[1]が，CDCは推奨していません[2]］

☞布団の消毒は，角化型疥癬では隔離解除時や退室時に1回だけ熱乾燥するか，ピレスロイド系殺虫剤を散布後に掃除します。シーツや寝具や衣類は自家感染を防ぐために治療のたびに交換します。

☞病室の清掃は，角化型疥癬では落屑をモップや粘着シートなどで取り除いた後にフィルター付き掃除機で清掃します。

☞入浴は，角化型疥癬ではその日の最後の入浴とし，入浴後の浴槽は水で流します。脱衣所には掃除機をかけます。

☞疥癬患者（通常型および角化型疥癬）の同居家族は患者と長時間生活を共にしているので疥癬虫に感染している可能性が高いと言えます。そのため，同居家族には疥癬の治療を行います。また，過去1ヵ月以内に感染者と長時間の皮膚と皮膚の接触があった濃厚接触者も検査を行い，感染していたら治療します。

疥癬患者管理の肝

⊙ 人体から離れた疥癬虫は，温度 25℃，湿度 90％で 3 日間生きますが，50℃以上では湿度に関係なく 10 分程度で死滅し，16℃になると動かなくなります。

⊙ 通常疥癬には標準予防策で対応できますが，角化型疥癬は疥癬虫の数が極めて多く，感染力が強いため，接触予防策を併用します。

⊙ 通常疥癬の治療は，フェノトリン（スミスリン®）塗布かイベルメクチン（ストロメクトー

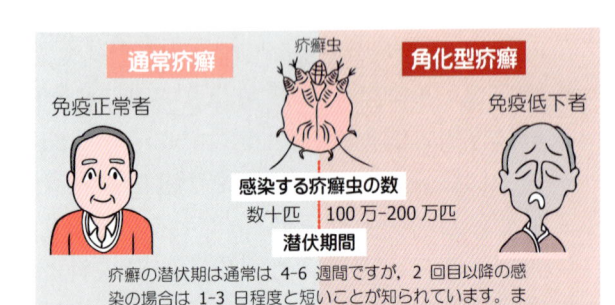

通常疥癬 | 疥癬虫 | 角化型疥癬

免疫正常者　　　　　　　　　　　　　　　　免疫低下者

感染する疥癬虫の数

数十匹 ┃ 100 万-200 万匹

潜伏期間

疥癬の潜伏期は通常は 4-6 週間ですが，2 回目以降の感染の場合は 1-3 日程度と短いことが知られています。また，角化型疥癬の患者から感染した場合には，疥癬虫の数が多いので潜伏期が 3-4 日になることがあります。

ル®）内服で行います。フェノトリンは1週間間隔で最低2回塗布し，塗布後12時間以上経過後に入浴やシャワーで洗い流します[1]。

⦿ 角化型疥癬の治療はフェノトリンとイベルメクチンを併用します。イベルメクチンは少なくとも7日あけて2回の治療が必要です[3]。肥厚した角質層や痂皮を軟化・除去するために，サリチル酸含有ワセリンや亜鉛華軟膏を外用して密封療法を行います。軟化した角質は入浴などでふやかしブラシで擦って毎日除去します[1]。こうした治療によって患者の体表の生きた疥癬虫の数が減少するので，感染力も低下します[1]。

文献
①日本皮膚科学会ガイドライン．疥癬診療ガイドライン（第3版）https://www.dermatol.or.jp/uploads/uploads/files/guideline/kaisenguideline.pdf
②CDC. Scabies. http://www.cdc.gov/parasites/scabies/
③CDC. Parasites-Scabies. Medications. http://www.cdc.gov/parasites/scabies/health_professionals/meds.html

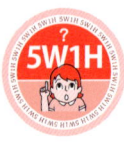 × 百日咳対策

Where
小児病棟, 新生児集中治療室, 外来（特に小児外来）。

When
咳の発症後21日目まで。マクロライド系抗菌薬が投与されれば咳の発症後5日目まで。

Who
医療従事者, 百日咳患者。

百日咳対策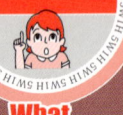

How
標準予防策に加えて飛沫予防策を併用する。マクロライド系抗菌薬にて感染性を減弱させる。

Why
百日咳は飛沫感染する。その感染力は極めて強い。

What
サージカルマスク。

Who

☞医療従事者は百日咳患者に対し飛沫予防策のもとでケアを行い，百日咳患者は咳エチケットを行います。

Where

☞小児が多数入院する小児病棟，新生児集中治療室，外来（特に小児外来）に百日咳患者が立ち入ると，百日咳菌が周囲の小児に伝播します。新生児や乳児が百日咳に罹患すると重症化するので注意を要します。

When

☞百日咳患者は飛沫予防策にて隔離します。期間は「咳の発症後21日目まで」もしくは「マクロライド系抗菌薬が投与されれば発症後5日目まで」となります[1]。

Why

☞百日咳菌は飛沫感染します。基本再生産数は16-21で感染力は極めて強いです（インフルエンザは2-3）[2]〔p.124 5W1H×麻疹・水痘・風疹・ムンプス対策 参照〕。

What? ✿✿✿✿✿✿✿✿✿✿✿✿✿✿✿✿✿✿✿✿
☞百日咳は飛沫感染するので飛沫予防策を実施します。医療従事者が病室に入る時には必ずサージカルマスクを装着します。患者も医療従事者が室内でケア中は咳エチケットとしてサージカルマスクを装着し，咳やくしゃみをする際は口と鼻を覆います。

飛沫予防策

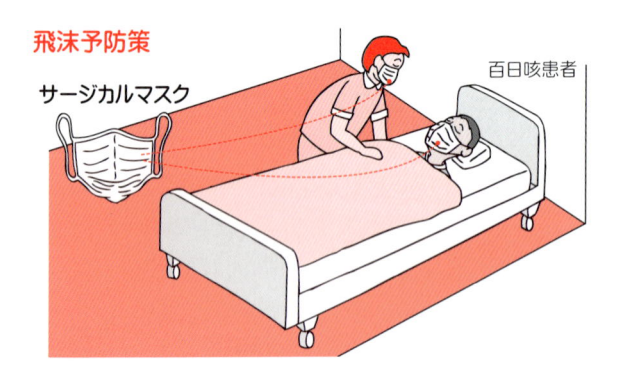

サージカルマスク

百日咳患者

How? ✿✿✿✿✿✿✿✿✿✿✿✿✿✿✿✿✿✿✿✿
☞百日咳患者は個室に隔離しますが，他の呼吸器系感染症を合併していなければ，他の百日咳患者とともに大部屋で同

室にしても構いません（**コホーティング**）。隔離はマクロライド系抗菌薬が投与されれば5日間で終了します。しかし，患者が抗菌薬治療を受けることができなければ咳の発症後21日目まで隔離が必要です[1]。

☞百日咳は感染力が強いので，濃厚接触した感受性のある人には曝露後予防が必要です。特に1歳未満の幼児は百日咳に罹患すると重症化するため曝露後予防は是非とも行います。この場合，マクロライド系抗菌薬（アジスロマイシン，エリスロマイシン，クラリスロマイシン）を用います。エリスロマイシンが耐えられない患者にはアジスロマイシンを用います。生後2週間未満の乳児にはエリスロマイシンの副作用である肥厚性幽門狭窄症も考慮し，アジスロマイシンを投与します[1]。

☞百日咳を発症した医療従事者は抗菌薬治療の最初の5日間は就業制限します。百日咳に曝露した無症状の医療従事者は曝露後予防すれば就業制限はありません[1]。

百日咳対策の肝

- 百日咳菌は気道粘膜に直接付着して飛沫感染します。空気感染はしません。感染性分泌物が手に付いて，その手で鼻粘膜に触れることによっても感染することもあります。百日咳菌は乾燥した粘液でも最大3日間は生き続けることができるので注意が必要です[1]。

- ワクチン接種や自然感染の経験があっても百日咳菌への免疫は次第に低下するため，成人が百日咳の患者に曝露すると感染し，感染源になり得ます。激しい咳嗽などの臨床症状は小児ではみられるものの，成人では咳が長引く程度のことがあるので注意が必要です。

- 百日咳は強力な感染力があり，患者が免疫を持たない同居家族に接触した場合の感染率（曝露した人々の中で何人が感染したかを示す割合）は80-90%です[1]。感染性が最も強いのがカタル期と早期痙咳期で，未治療の患者（特に幼児）は感染性を6週間以上保って

います。一方，ワクチン接種歴があったり，百日咳に感染した既往のある年長児や成人の感染性期間は 21 日以下です。百日咳の患者が発生した際，家族，職場の同僚，学校の友人が感染源であることが多いとされています。

◉ 院内で百日咳患者が発生したら，他の患者や職員への感染の可能性を考え，サーベイランスを実施します。その際，最後の百日咳患者の発症から 42 日後まで積極的サーベイランスを行うとともに百日咳患者に濃厚接触した人に連絡して，症状を観察したり曝露後予防ができるように指導することが大切です [1]。

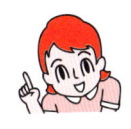

文献••
① CDC. Guideline for preventing healthcare-associated pneumonia, 2003. https://www.cdc.gov/infectioncontrol/guidelines/pdf/guidelines/healthcare-associated-pneumonia.pdf
② 国立感染症研究所 感染症情報センター 平成 20 年度 感染症危機管理研修会プログラム 4 http://idsc.nih.go.jp/training/20kanri/ 003.html

5W1H × 流行性角結膜炎対策

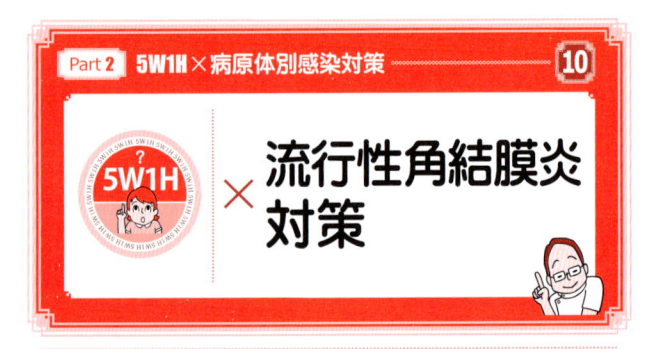

Who
流行性角結膜炎の患者，医療従事者。

Where
眼科外来，病棟。

When
8月を中心とした夏。

Why
アデノウイルスは環境表面に長期間生息できる。

What
アルコール手指消毒薬，石鹸と流水，家庭用洗浄剤。

How
手指衛生を徹底する。手指の高頻度接触面を重点的に清掃する。

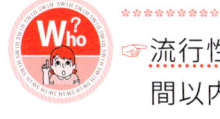

☞流行性角結膜炎の患者は発症後2週間以内は，できるだけ他人との接触を避ける必要があります。タオルや枕など眼脂・涙による汚染の可能性のある物の共用は避けるようにします。

☞医療従事者は手指衛生を徹底してウイルス（アデノウイルス）の伝播防止に努めなければなりません。流行性角結膜炎の患者に使用した眼科器具などについては，洗浄・消毒が不十分な状態で他の患者に使用しないように注意します。

☞眼科外来には流行性角結膜炎の患者も受診しますが，そこで医師や看護師など医療従事者の手指を介したり，眼科検査機器などを介して，アウトブレイクが起こり得るため手指衛生や眼科器具の清潔を徹底します。病棟でも流行性角結膜炎は発生することがありますから感染対策が必要です。

When ☞流行性角結膜炎は8月を中心に夏に流行し，1-5歳の小児で多くみられます。流行期は迅速な感染対策が必要です。

Why ☞流行性角結膜炎はアデノウイルスによって引き起こされる極めて伝播力の強い感染症です。アデノウイルスは環境表面に長期間生息できるので，ウイルスが付着した環境表面に触れた医療従事者の手指やウイルスに汚染した器具を介して伝播します。

What ☞アルコール手指消毒薬もしくは石鹸と流水にて手指衛生を行い，患者が触れた環境表面を家庭用洗浄剤で清掃します。

How ☞流行性角結膜炎は手を介して接触感染するので手指衛生を徹底します。この場合，患者に触れた時の手指衛生のみではなく，手指の高頻度接触面（眼科器具，ベッ

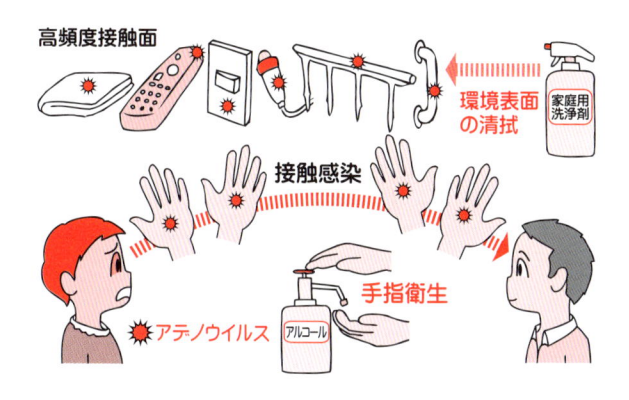

高頻度接触面

環境表面
の清拭

家庭用洗浄剤

接触感染

手指衛生

アデノウイルス

アルコール

ド周辺，外来の待合椅子など）に触れた後に
も手指衛生が必要です。また，手指の高頻度
接触面の清掃も大切です。

☞眼脂や流涙に触れる場合や点眼などの処置の
場合は手袋を使用し，点眼液を共有しないよ
うにします。

☞流行性角結膜炎が入院患者に発生した場合は
周囲の患者の眼症状を十分に観察します。ま
た，市中の流行についても情報を収集してお
き，流行がみられれば，入院患者や医療従事
者の眼症状に注意を払います。

流行性角結膜炎対策の肝

◉ アデノウイルスは，環境表面において長時間安定して生存することができます。そのためウイルスの伝播には媒介物が重要な役割を果たします[1]。実際，プラスチックや金属ような平滑表面では最大 49 日間，衣類や紙のような凸凹した表面では 8-10 日間生き続けると言われています。こうしたことからアデノウイルスの感染経路として環境表面の清掃は極めて重要であると言えます。

◉ 流行性角結膜炎のアウトブレイクが発生した時は，「単回使用バイアルを利用する」「医療器具に付着しているアデノウイルスを洗浄・消毒して不活化する」「患者をコホーティングする」「外来クリニックでは専用の待合室を使用する」「感染者が入院している病棟への予定入院を延期する」などの対応が必要となります。

◉ 流行性角結膜炎の患者が他人にアデノウイル

スを感染させる恐れのある期間（感染性期間）は約1-2週間です[2]。もし，医療従事者がアデノウイルスに感染した場合は休まなければなりませんが，その休務期間は医療施設によって異なっており，7日間の休務を指定している施設もあれば，14日としている施設もあります。学校保健安全法では流行性角結膜炎は第3種感染症に指定されており，出席停止期間は「医師が感染の恐れがないと認めるまで」とされています。

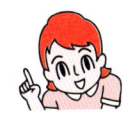

文献･･･････････････････････････････････････
①CDC. Guidelines for preventing health-care-associated pneumonia, 2003. http://www.cdc.gov/hicpac/pdf/guidelines/HApneu2003guidelines.pdf
②日本眼科学会. ウイルス性結膜炎 http://www.nichigan.or.jp/public/disease/ketsumaku_virus.jsp

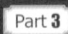

尿道留置×カテーテル管理

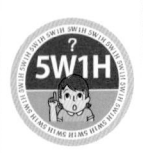

Who
医師, 看護師。

Where
病棟, 集中治療室, 手術室など。

When
患者が尿道留置カテーテルを必要とする時。

Why
尿道留置カテーテルは尿路感染の大多数の原因となっている。

What
閉鎖式尿道留置カテーテルシステム, 携帯超音波装置。

How
病原体がカテーテルシステムに侵入しないようにする。

Who
☞尿道留置カテーテルの挿入は医師や看護師が行います。尿道留置カテーテルの維持管理は主に看護師が行います。

Where
☞尿道留置カテーテルは一般病棟，集中治療室，手術室などにおいて急性の尿閉や膀胱出口部の閉塞がみられる患者や尿量の正確な測定が必要な患者などに対して用います。

When
☞尿道留置カテーテルは患者が必要とする時にのみ挿入します（表1)[1]。尿失禁の患者のケアを目的とした使用はしません。また，必要ないと判断された場合には速やかに抜去します。

Why
☞尿道留置カテーテルは尿路感染の大多数の原因となっています。尿路感染症は急性期病院の感染症の30%以上を占め

表1　尿道留置カテーテルが必要な患者

❶ 急性の尿閉または膀胱出口部の閉塞がみられる患者

❷ 重症患者の尿量の正確な測定が必要な患者

❸ 特定の周術期使用の患者
- 泌尿生殖器の周辺の手術（泌尿器科手術など）が行われた患者
- 長時間の手術が予測される患者
- 術中に大量の点滴または利尿剤の投与が予想される患者
- 尿量の術中計測が必要な患者

❹ 尿失禁患者の仙椎部または会陰部にある開放創の治癒を促す必要のある患者

❺ 長期に固定する必要がある患者（胸椎または腰椎が不安定、骨盤骨折など）

❻ 終末期ケアの快適さの改善が必要な患者

ており，長期療養施設でも菌血症の原因の多くは尿路感染で，その大多数は尿道留置カテーテルが原因となっています。また，尿道留置カテーテルによって起こる細菌尿を理由に抗菌薬が不要に投与されたり，導尿システムが多剤耐性菌の温床となったり，他の患者への病原体伝播の源となっています。

W?hat

☞尿道留置カテーテルは基本的には閉鎖式尿道留置カテーテルシステムを用います。間欠導尿法の場合は，膀胱の過膨張を防ぐために定期的にカテーテルを挿入します。この時，携帯超音波装置で尿量を測定して不要な挿入を減らすようにします[1]。

H?ow

☞尿道留置カテーテルを挿入や操作する直前 / 直後には手指衛生を行います。急性期病院では無菌器材を用い，無菌テクニックでカテーテルを挿入します。間欠導尿を実施する時には清潔手技（非無菌）で実施します。

☞膀胱頸部と尿道の損傷を最小限にするために，十分な排尿を確保できる，可能な限り最小径のカテーテルを使用します。

☞尿道留置カテーテルの管理では閉鎖式システムを維持します。この場合，カテーテルやチューブが折れ曲がらないようにして，尿流

を維持します。

☞採尿バッグは膀胱の高さよりも低い位置に保持しますが、床には触れないようにします。患者ごとに異なる清潔な採尿容器を用いて、定期的に採尿バッグを空にし、採尿容器と排尿口が接触しないようにします。

☞カテーテルや採尿バッグを定期的に交換する必要はありません。

☞カテーテル留置中に消毒薬で尿道口周囲を消毒する必要はなく、石鹸などを用いた日常的な衛生管理を行います。

☞膀胱洗浄は必要ありませんが、前立腺手術や膀胱手術後に出血するかもしれない場合には膀胱洗浄しても構いません。カテーテル閉塞が予測される場合には閉鎖式持続洗浄を行います。

☞抗菌薬による定期的な膀胱洗浄は必要なく、消毒薬または抗菌薬を採尿バッグに注入することはしません。また、抜去前に留置カテーテルをクランプする必要はありません[1]。

尿道留置カテーテル管理の肝

⦿ カテーテル関連尿路感染の病原体の由来には内因性と外因性があります。内因性は患者自身の尿道，直腸，腟から病原体が移動したもので，外因性は汚染した医療従事者の手指や器具などから伝播したものです。

⦿ 病原体の尿路への侵入ルートには尿道カテーテルの外腔面ルートと内腔ルートがあります。前者は病原体が尿道粘膜とカテーテルの外腔面の間隙を膀胱に向かって移動するもので，後者は病原体が採尿バッグ・カテーテルと導尿チューブの接続部から侵入し，カテーテルの内腔を膀胱に向かって移動するものです（図 1）[1]。

⦿ 閉鎖式導尿システムを用いれば，内腔ルートによる感染を減らすことはできますが，外腔面ルートには有効ではありません。そのため，挿入日数の経過とともに細菌尿が発生するので早期の抜去が求められます。実際，1 日あ

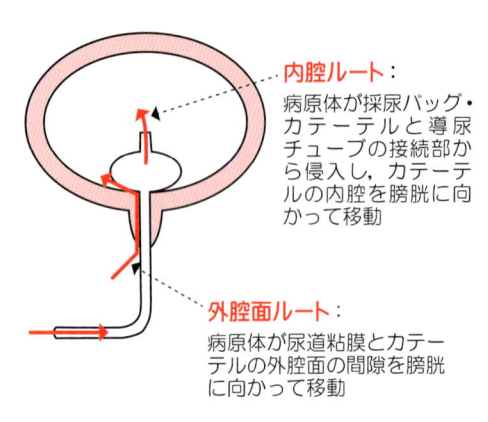

内腔ルート：
病原体が採尿バッグ・カテーテルと導尿チューブの接続部から侵入し，カテーテルの内腔を膀胱に向かって移動

外腔面ルート：
病原体が尿道粘膜とカテーテルの外腔面の間隙を膀胱に向かって移動

図1　病原体の尿路への侵入ルート

たり3-10%の割合で細菌尿がみられ，30日後はほぼ100%となります。

⦿ 無症候性細菌尿とは尿路感染症の症状がない人から，適切に採取された尿検体において，一定数以上の細菌が検出された状態を言います。尿道留置カテーテルが挿入される患者の多くで無症候性細菌尿がみられますが，これを抗菌薬で治療する必要はありません。治療

したとしても，膀胱炎や腎盂腎炎の予防にはならず，耐性菌を誘導するだけです。無症候性細菌尿を治療すべき例外は妊婦と泌尿器手術前の患者です。妊婦では無症候性細菌尿によって腎盂腎炎，早産，低体重児，周産期死亡，子癇前症が引き起こされることがあります。泌尿器手術前の患者では菌血症およびセプシスの原因となることがあるためです。

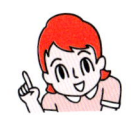

文献・・
①CDC. Guideline for prevention of catheter-associated urinary tract infections http://www.cdc.gov/hicpac/pdf/CAUTI/CAUTIguideline 2009final.pdf

血管内 × カテーテル管理

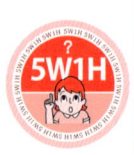

医師，特定看護師，看護師。

病棟，外来，手術室など。
Where

血管内カテーテルを挿入する時，維持する時。
When

Who

血管内カテーテル管理

When

Why

How

血管内カテーテルは血流感染を引き起こすことがある。

What

末梢カテーテル，中心静脈カテーテル，動脈カテーテル，透析カテーテルなど。

血管内カテーテルに病原体が混入しない方法で挿入・管理する。

Who? ☞臨床現場では多くのスタッフが血管内カテーテルを挿入・維持しています。中心静脈カテーテルを挿入する<u>医師</u>，末梢挿入中心静脈カテーテル（PICC；peripherally inserted central venous catheter）の挿入（38の特定行為の1つ）を行う<u>特定看護師</u>，末梢静脈カテーテルを挿入する<u>医師</u>もしくは<u>看護師</u>，血管内カテーテルと輸液ラインを維持する看護師が血管内カテーテルに関連した業務を行っています。

Where? ☞<u>病棟，外来，手術室</u>など，院内のすべての区域で血管内カテーテルは用いられます。

When? ☞血管内カテーテルの管理では，特に<u>血管内カテーテルを挿入する時，維持・管理する時</u>に感染対策として重点的な対応が必要となります。

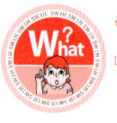 ☞血管内カテーテルは血流感染を引き起こすことがあります。カテーテルを適切に管理することで，カテーテル由来血流感染（CR-BSI；catheter related blood stream infection）を防ぎ，患者の重症化を防ぎ，治療費を抑制し，抗菌薬の使用量を減らし，耐性菌の発現を抑制することができるのです。

☞末梢カテーテル，中心静脈カテーテル（PICCを含む），動脈カテーテル，透析カテーテルなどが血管内カテーテル管理の対象となります。

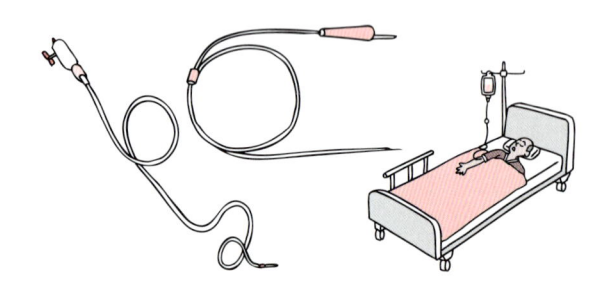

☞末梢静脈カテーテルは成人では下肢よりも上肢に挿入します。もし，下肢に挿入してあれば，速やかに上肢に入れ替えます。小児では手，足背，頭皮のどこに挿入しても構いません。

☞管外漏出時に組織壊死の可能性のある薬剤（抗がん剤など）を投与する際は金属針は使用しません。

☞中心静脈カテーテルを挿入する時にはマキシマル・バリアプリコーション［p.180 5W1H×マキシマル・バリアプリコーション 参照］を実施します。PICC の挿入時や中心静脈カテーテルのガイドワイヤーによる交換時にもマキシマル・バリアプリコーションを実施します。

☞末梢静脈カテーテルの交換頻度については，輸液セットとともに，7 日ごとに交換するのが適切です。ただし，血液製剤や脂肪乳剤が使用された場合には輸液セットは 24 時間以内に交換します。プロポフォールが使用され

たら迅速に交換しなければなりません。

☞中心静脈カテーテルは定期的に交換する必要はありませんが，それに接続された輸液ラインは7日ごとに交換します。中心静脈カテーテルは感染がみられたり，もはや使用しなくなった場合には迅速に抜去します。

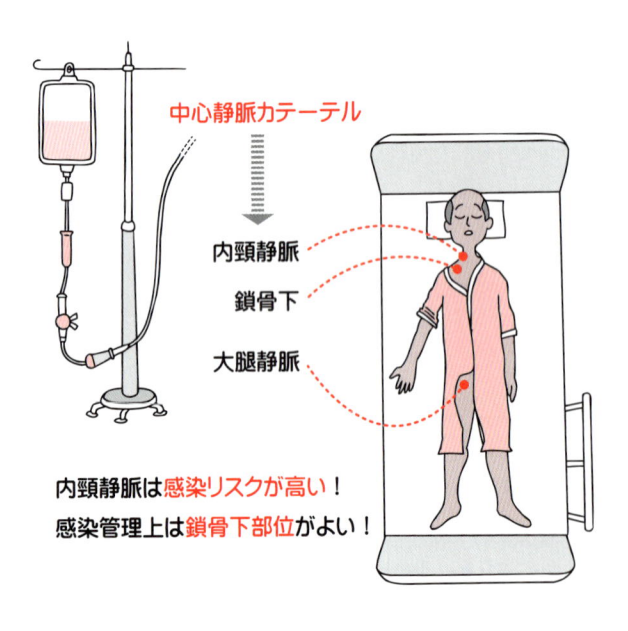

中心静脈カテーテル

内頸静脈

鎖骨下

大腿静脈

内頸静脈は感染リスクが高い！
感染管理上は鎖骨下部位がよい！

血管内カテーテル管理の肝

◉ 血管内カテーテルへの病原体の侵入経路には
①挿入部位の皮膚微生物が皮下のカテーテル
経路に侵入する，②カテーテルまたはカテー
テルハブが直接的に汚染する，③別の感染病
巣からカテーテルに病原体が血行性に播種す
る，④汚染した輸液からカテーテル内に病原
体が侵入する，の4つがあります（図1）[1]。

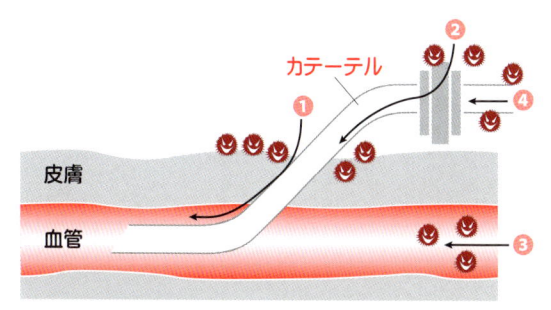

❶挿入部位の皮膚微生物が皮下のカテーテル経路に侵入する。
❷カテーテルまたはカテーテルハブが病原体にて直接的に汚染する。
❸別の感染病巣からカテーテルに病原体が血行性に播種する。
❹汚染した輸液からカテーテル内に病原体が侵入する。

図1　病原微生物の侵入経路

- 「①挿入部位の皮膚微生物が皮下のカテーテル経路に侵入する」ことを防ぐためには，皮膚の消毒を十分に実施することが大切です。末梢静脈カテーテルでは 70% アルコール綿で皮膚消毒することがほとんどですが，中心静脈カテーテルの挿入時にはクロルヘキシジン含有アルコール製剤（＞0.5%）を積極的に用いるようにします。クロルヘキシジン禁忌の患者にはヨードチンキ，ヨードフォア，70% アルコールを用います。

- 「②カテーテルまたはカテーテルハブが病原体にて直接的に汚染する」ことを防ぐためには，三方活栓の替わりにニードルレスシステムを導入します。この時，アクセスポートを 70% アルコールでゴシゴシ拭く（scrub）ことが大切です。70% アルコールでアクセスポートを 3-5 秒間程度拭き取っただけでは，十分に消毒されないからです。

- 「③別の感染病巣からカテーテルに病原体が血行性に播種する」ことを防ぐためには，カ

テーテルを開放創からできる限り距離を置いて挿入することが大切です。実際，開放熱傷近くへの挿入と離れたところへの挿入を比較すると前者の方がコロニー形成する確率が1.79倍，菌血症になる確率が5.12倍高いことが知られています。

◉「④汚染した輸液からカテーテル内に病原体が侵入する」ことを防ぐためには，輸液の調製時の病原体による汚染を防ぐ目的で中心静脈栄養液などをキット製品に切り替えます。キット製品がなければ，輸液は無菌的に調製します。

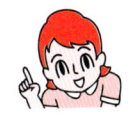

文献 ‥‥‥‥‥‥‥‥‥‥‥‥‥‥‥‥‥‥‥‥‥‥‥‥‥
①CDC. Guidelines for the prevention of intravascular catheter-related infections. http://www.cdc.gov/hicpac/pdf/guidelines/bsi-guidelines-2011.pdf

マキシマル・
×バリアプリコー
ション

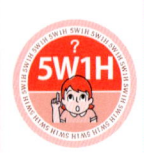

Who
医師，特定看護師。

Where
一般病棟。

When
中心静脈カテーテルを挿入する時。ガイドワイヤーを用いて交換する時。

Why
中心静脈カテーテルはカテーテル由来血流感染を引き起こしやすい。

What
キャップ，マスク，滅菌ガウン，滅菌手袋，大型無菌全身用ドレープ。

How
清潔野を広く確保するようにする。

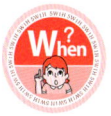

☞中心静脈カテーテルや末梢挿入中心静脈カテーテル（PICC；peripherally inserted central venous catheter）を患者の血管内に挿入する<u>医師</u>，これらのカテーテルをガイドワイヤーを用いて交換する<u>医師</u>，PICCの挿入（38の特定行為の1つ）を行う<u>特定看護師</u>は，マキシマル・バリアプリコーションを確実に実施してカテーテルを挿入しなければなりません。

☞マキシマル・バリアプリコーションは<u>手術室</u>や<u>アンギオ室</u>で実施するほかに，<u>一般病棟</u>でも中心静脈カテーテルを挿入する時には実施しなければなりません。

☞<u>中心静脈カテーテル（PICCを含む）を挿入する時</u>のみならず，<u>ガイドワイヤーを用いて交換する時</u>にもマキシマル・バリアプリコーションを実施します。

Why ☞末梢静脈カテーテルに比較して，中心静脈カテーテルはカテーテル由来血流感染を引き起こしやすいので，高度な感染対策が求められ，マキシマル・バリアプリコーションが必要となります。

☞マキシマル・バリアプリコーションは標準予防策（滅菌手袋や小さなドレープなど）と比較するとカテーテル由来血流感染の頻度を減少させることが知られています。

What? ☞マキシマル・バリアプリコーションでは，術者はキャップ，マスク，滅菌ガウン，滅菌手袋を装着して，身体から埃や落屑が清潔野に落下しないようにし，患者は大型の無菌全身用ドレープで覆います。

How? ☞中心静脈カテーテルの挿入が予定されたら，術者がマキシマル・バリアプリコーションが実施できるように，キャッ

マキシマル・バリアプリコーション

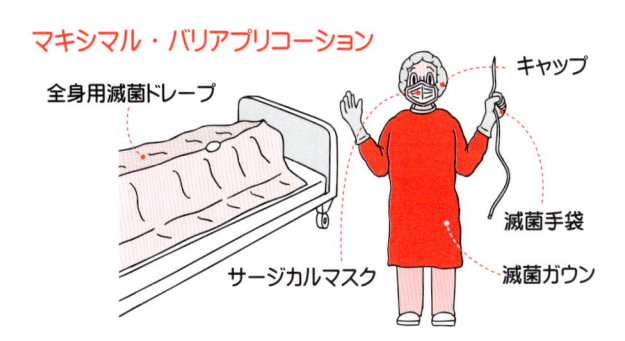

プ，マスク，滅菌ガウン，滅菌手袋，大型の
無菌全身用ドレープを準備します。

☞術者はアルコール手指消毒後にキャップとマ
スクを装着し，再度，手指消毒を実施してか
ら滅菌ガウンと滅菌手袋を装着します。そし
て，挿入部および周辺の皮膚を消毒してから
大型の無菌全身用ドレープで患者を覆った
後，中心静脈カテーテルを挿入します。

☞救急外来などで，緊急挿入が必要となり，マ
キシマル・バリアプリコーションを実施でき
ない状況でカテーテルを挿入した場合は挿入
後 48 時間以内にカテーテルを交換します[1]。

マキシマル・バリアプリコーションの肝

- ヒトの組織は異物が存在すると感染症に脆弱になります。手術部位感染では組織 1g 当たりの汚染細菌数が 10^5 個以上になると感染しやすいことが知られていますが，そこに絹糸などの異物が存在すると組織 1g 当たり 100 個のブドウ球菌で感染が成立してしまいます[2]。

- 中心静脈カテーテルの挿入はハイリスク患者（食事できないほどの重症患者）の体内（中心静脈内）に異物（中心静脈カテーテル）を長期間（何日も）設置する処置です。中心静脈カテーテルは末梢静脈カテーテルよりも感染の危険性が高いことが明らかになっています。

- 中心静脈カテーテル挿入時に術者はカテーテルに覆いかぶさりますが，この時，衣類や顔面などから埃や落屑が落下すると，カテーテルや周囲の清潔野が汚染されます。埃や落屑によるカテーテルの汚染を防ぐためにマキシマル・バリアプリコーションで行います。

- ⦿マキシマル・バリアプリコーションの実施については，看護記録に「○○医師によって，マキシマル・バリアプリコーション下で中心静脈カテーテルを挿入した」と記録することが大切です。実施されなかった場合は，その事実を記録します。マキシマル・バリアプリコーションの未実施を記録しておくことは，挿入後 48 時間以内にカテーテルを確実に交換するためには必須です。また，未実施の医療記録が残ることを避けるために，術者は可能な限りマキシマル・バリアプリコーションを実施するようになります。

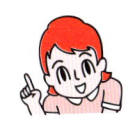

文献
①CDC. Guidelines for the prevention of intravascular catheter-related infections. http://www.cdc.gov/hicpac/pdf/guidelines/bsi-guidelines-2011.pdf
②CDC. Guideline for prevention of surgical site infection, 1999 https://www.cdc.gov/hai/pdfs/ssiguidelines.pdf

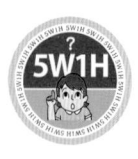

×SSI予防策

手術患者と家族，手術に関連する医師と看護師。	手術室，外科系病棟，集中治療室。 **Where**	手術が予定された時から，手術創が治癒するまで。
Who	SSI予防策 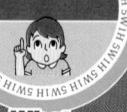	**When**
Why		**How**
手術部位感染は適切な対応にて予防できる。	**What** 予防抗菌薬，皮膚消毒薬，トリクロサンコーティング縫合糸など。	手術部位感染予防ガイドラインを参考にする。

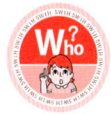

☞手術部位感染（SSI；surgical site infection）の予防には医療従事者のみならず，手術患者や家族の参加も必要となります。SSIを予防するには少なくとも4週間前からの禁煙が必須です。そのためには患者の協力が不可欠と言えます。また，子どもの手術の前は，同居家族は子どもに副流煙を曝露させないようにしなければなりません。

☞SSIを予防するためには皮膚消毒や手術行為による汚染を最小にする対策が必要です。これは手術に関係する医師（術者など）や看護師（器械出し看護師など）が実施します。

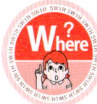

☞手術は手術室で実施されますが，外来手術室で行われることもあります。手術の前後は外科系病棟に患者は入院します。手術後の状況によっては集中治療室に収容されることがあります。これらの区域ではSSI予防策を確実に実行しなければなりません。

When? ☞SSI 予防策は手術直前からではなく，手術が予定された時から開始しなければなりません。そして，手術創が治癒するまで継続します。

Why? ☞SSI は適切な方法で対応することによって予防できます。米国外科学会 & 米国外科感染症学会はガイドラインにおいて「SSI の 60％がエビデンスに基づく対処法によって予防できると推定される」と記載しています[1]。

What? ☞セファゾリンなどの予防抗菌薬やクロルヘキシジン含有アルコールなどの皮膚消毒薬が必要です。また，喫煙者には禁煙を促しますが，必要に応じて禁煙補助剤（ニコチンガム・パッチなど）を使用します。その他，トリクロサンコーティング縫合糸などを用いてバンドルで SSI を予防します。

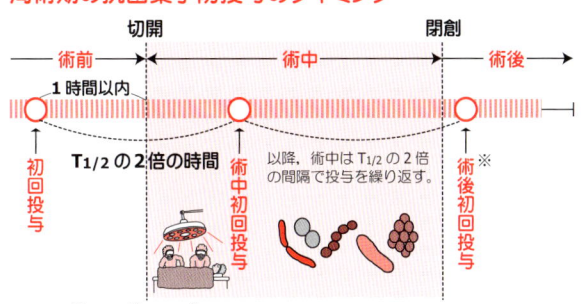

How?

☞予防抗菌薬の投与は，皮膚切開時に血液および組織での抗菌薬の殺菌濃度が確保されるタイミング（切開前1時間以内の開始）が推奨されます[1-3]。ただし，バンコマイシン，フルオロキノロンでは2時間前に投与します[1-3]。帝王切開術の場合も皮膚切開の前に投与することが推奨されています。

☞術中の追加投与は，通常は手術時間が抗菌薬の半減期の2倍を超えた場合や術中に相当量の出血（1,500mL以上）がみられた場合に血清

周術期の抗菌薬予防投与のタイミング

切開   閉創

――― 術前 ――→ ←――― 術中 ――→ ――― 術後 ――→

1時間以内

$T_{1/2}$ の2倍の時間

初回投与

$T_{1/2}$ の2倍の時間

以降，術中は$T_{1/2}$の2倍の間隔で投与を繰り返す。

術中初回投与

術後初回投与 ※

※WHO[5]，ACS[1]，CDC[4]は閉創後には予防抗菌薬を投与しないことを推奨している。

および組織における抗菌薬濃度が十分になるように行います[1]。閉創後は，基本的に追加投与はしません[1,4,5]。ドレーン留置中も同様に追加投与はしません[4]。

☞周術期の血糖管理は，糖尿病の有無にかかわらず，血糖レベル 200 mg/dL 未満が推奨されています[4]。HbA1c の目標値はガイドラインによって異なり，7% 未満を推奨するガイドライン[3]もあれば，周術期の血糖管理は長期よりも短期が重要であるという理由で目標値を設定していないガイドラインもあります[1]。

☞喫煙すると，血管の収縮，組織の血液量や酸素濃度の低下，組織灌流の減少によって栄養不良となり，免疫が変化します。そのため手術の 4-6 週間前から禁煙し[1]，SSI と合併症を減らします。電子たばこも禁止です。禁煙用のニコチンガム・パッチなどは使用可能です。

☞多くの研究がトリクロサンコーティング縫合糸（註：トリクロサンは消毒薬）の使用による SSI の減少を示しています[1,5]。CDC は清潔，清潔-汚

染の腹部症例の閉創に使用を推奨しています[4]。

☞SSI のリスクを減らすために術中の正常体温の維持が推奨されており，術前，術中（短時間の清潔手術を除く）に加温します[1]。

☞気管内挿管されている全身麻酔の正常肺機能の患者では，術中および術直後の抜管の後はFIO_2を増加させることが推奨されています[1]。

☞患者には少なくとも手術前日には石鹸（抗菌性か非抗菌性）または消毒薬によるシャワーや入浴（全身）をするように指導します[4]。

☞禁忌でなければ，クロルヘキシジン含有アルコールで術前に皮膚消毒します。アルコールは可燃性があるため消毒後は蒸発と乾燥が大切です。術中にアルコールがドレープを濡らしたり，患者の下に溜まらないようにします。

☞腸管前処置の目的は，機械的処置や経口抗菌薬によって腸管内細菌を低減させ，SSI，縫合不全，CDI，術後イレウスを減らすことです。最近のガイドラインでは待機的大腸切除術に腸管前処置が推奨されています[1,2,3,5]。

SSI予防策の肝

- SSI の予防については CDC，米国外科学会，WHO などがガイドラインを公開しています。推奨される内容はガイドラインによって微妙に異なりますが，様々な対策をバンドルで実施することで SSI の防止が可能となります。
- 米国のガイドライン[1-4]や WHO ガイドライン[5]

表 1　SSI ガイドラインの間での比較表

項目	ASHP 2013(2)	SHEA 2014(3)	WHO 2016(5)	ACS 2017(1)	CDC 2017(4)
予防抗菌薬の投与開始のタイミング	切開前の1 時間以内 *	切開前の1 時間以内 *	切開前の2 時間以内	切開前の1 時間以内 *	指定できない
閉創後の予防抗菌薬	閉創後 24 時間まで	閉創後 24 時間まで	投与しない	投与しない	投与しない
血糖コントロール	記載なし	180mg/dL 未満	示されず	110～150mg/dL	200mg/dL 未満
HbA1c	記載なし	7%未満	記載なし	関係なし	勧告なし
抗菌縫合糸	記載なし	推奨しない	推奨	推奨	推奨
腸管前処置	推奨	推奨	推奨	推奨	記載なし
手術中の創部消毒	記載なし	推奨	推奨	記載なし	推奨

＊バンコマイシンとフルオロキノロンは切開前の 2 時間以内

を比較（表1）すると，海外で実施されている手法を日本に持ち込むことができるかどうかを検討できます。例えば，「閉創後の予防抗菌薬は投与しない」「トリクロサンコーティング縫合糸は推奨される」「腸管前処置は推奨される」「手術中の創部消毒は推奨される」などの感染対策が今後日本で実施される日が来るのは遠くないと思われます。

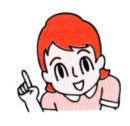

文献
①ACS & SIS. Surgical site infection guidelines, 2016 Update. J Am Coll Surg. 224（1）, 2017,59-74.
②ASHP. Clinical practice guidelines for antimicrobial prophylaxis in surgery. Am J Health-Syst Pharm 70, 2013,195-283.
③SHEA. Strategies to prevent surgical site infections in acute care hospitals: 2014. Infect Control Hosp Epidemiol. 35（6）,2014, 605–627.
④CDC. Guideline for the prevention of surgical site infection, 2017 https://www.cdc.gov/infectioncontrol/guidelines/ssi/index.html
⑤WHO. Global guidelines for the prevention of surgical site infection, 2016 http://www.who.int/gpsc/global-guidelines-web.pdf

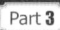

5W1H × 透析室の感染対策

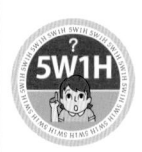

透析患者，透析スタッフ。

Who

透析室，透析が実施されている病棟。

Where

透析を実施する前，実施中，実施後。

When

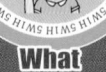

透析室の感染対策

透析室は血液が飛び散る特殊な環境である。

Why

What

ガウン，手袋，ゴーグル，サージカルマスク，HBV ワクチン。

透析患者や医療従事者が血液媒介病原体に曝露しないようにする。

How

Who

☞透析患者は血液飛散が頻繁にみられる環境に長時間滞在します。そのため環境表面に付着した血液に曝露する機会が多いと言えます。また，透析スタッフも透析による血液曝露の機会があります。

Where

☞透析室および透析が実施されている病棟（集中治療室などを含む）では透析感染対策が徹底されなければなりません。

When

☞透析を実施する前，実施中，実施後は感染対策を徹底します。透析患者へのHBVワクチンは，患者への透析導入が予定された時点で接種するのが望ましいです。

Why

☞透析室は血液が飛び散る特殊な環境です。そのため，環境表面や器具に血液媒介病原体が付着している可能性が極めて高く，厳格な感染対策が求められます。

What?

☞透析スタッフはガウン，手袋，ゴーグル，サージカルマスクを装着します。透析患者（透析予定患者も含む）および透析スタッフは HBV ワクチンを接種して HBs 抗体を獲得しておきます。

How?

☞透析室では「透析スタッフが患者血液に曝露することを防ぐ」「透析患者が環境表面に付着している血液媒介病原体に曝露することを防ぐ」の2点が重要です。

☞透析スタッフへの患者血液の曝露防止には，血液の噴出，飛散を伴う処置（透析開始時と終了時など）の実施時に，ガウン，手袋，ゴーグル，サージカルマスクを装着することが大切です。この対応は B 型肝炎ウイルス（HBV；hepatitis B virus），C 型肝炎ウイルス（HCV；hepatitis C virus），ヒト免疫不全ウイルス（HIV；human immunodeficiency virus）などの感染の有無に関係なく，すべての患者に行います[1]。

☞透析患者が環境表面に付着した血液媒介病原体への曝露を防ぐために，薬剤の調製・準備は透析ベッドとは別区域の薬剤専用部屋などで実施します。透析ベッドで使用した薬剤バイアルは表面に血液付着の可能性があるため他の患者の透析ベッドに持ち込まないようにします。薬剤バイアルは薬剤専用部屋から透析ベッドへ一方向性に移動させることが大切です。また，環境汚染を防ぐために薬剤専用の区域へ使用済みの器材・サプライ，血液，バイオハザード容器を持ち込まないようにします。各々の患者に薬剤を運搬する際は，透析ベッド間で共通カートを使用することはせず，個別に配給します[1]。透析ベッドに持ち込まれた物品は使い捨てとします。透析ベッドに持ち込んだ未使用の薬剤やサプライ（注射器，アルコールスワブなど）は汚染防止の観点から共通区域に戻さないようにします[1]。

☞透析後は透析ベッドの環境表面（透析ベッド/椅子，カウンターの上，透析装置の外表面）

をペルオキソ一硫酸水素カリウムを主成分とする製剤で消毒します。

☞環境表面を介して伝播する可能性の高い血液媒介病原体は HBV です。HBV は環境表面に 7 日間生存できます。透析スタッフが新しい手袋に交換しても HBV 汚染のある環境表面に触れれば，HBV が手袋に付着し，そのまま別の患者のシャント穿刺部位に触れると HBV も移動して患者間で伝播してしまいます（図 1）[1]。

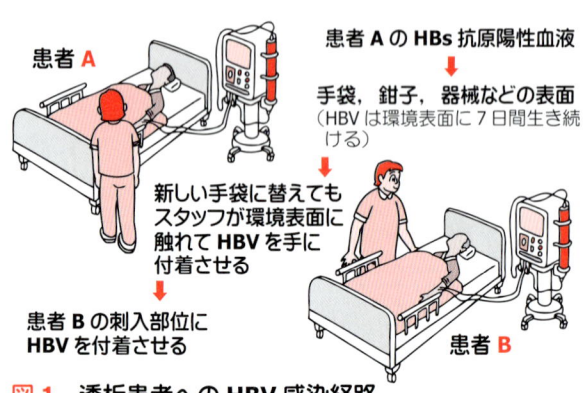

図 1　透析患者への HBV 感染経路

☞HBV 感染患者は個室で透析するのが理想的ですが，個室が用意できなければ，透析室の片隅に HBs 抗原（＋）患者のベッドを固定し，その周囲に HBs 抗原（－）HBs 抗体（＋）の患者を配置します。さらにその外側のベッドで HBs 抗原（－）HBs 抗体（－）の患者の透析を行うようにします。すなわち，HBs 抗体（＋）患者を HBs 抗原（＋）患者と HBs 抗原（－）HBs 抗体（－）患者の間の緩衝に利用するのです（図 2）[1]。これにより HBV が環境表面に付着していても感受性患者がそこを触れることはありません。

☞HCV や HIV に感染している透析患者のベッドは指定する必要はありません[1]。HBV に比較して患者の血中のウイルス量が極めて少ないので，環境表面を介した伝播の可能性はほとんどないからです。

☞HBs 抗体を持たない透析患者には HBV ワクチンを接種します。過去には HBs 抗体を有していたが，年月の経過とともに HBs 抗体が低

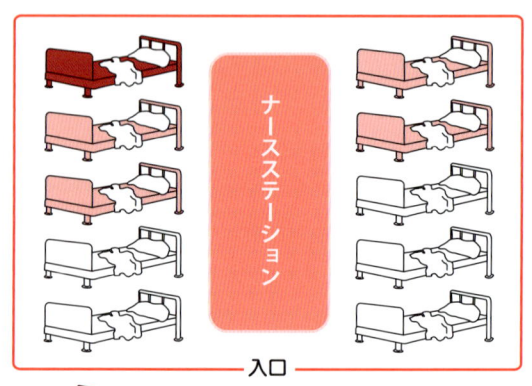

: HBs 抗原（＋）

: HBs 抗原（−）HBs 抗体（＋）

: HBs 抗原（−）HBs 抗体（−）

図2　透析室におけるベッド配置

下してしまった透析患者には HBV ワクチン
を追加接種します。

☞HBs 抗体を持っていない医療従事者にも HBV
ワクチンを接種します。過去には HBs 抗体が
あったが，年月の経過とともに低下してし
まった医療従事者には追加接種は必要ありま
せん［p.212 5W1H×HBV ワクチン 参照］。

透析室の感染対策の肝

● 透析室は血液飛散が頻回にみられるため感染
対策上極めて特殊な環境です。したがって，
一般病棟で行われる「標準予防策」を透析室
にそのまま持ち込むことはできません。「標
準予防策」と「透析室の感染対策」の相違を十
分に理解しておく必要があります（表1）。

表1 「標準予防策」と「透析室の感染対策」の相違

	標準予防策	
手袋	血液，体液，分泌物，排泄物などに触れる時のみに装着する。	
	透析室の感染対策	
	患者や透析器材に触れる時はいつでも装着する。	
器具・薬剤	**標準予防策**	
	供給器材，器具，薬剤を単一の患者に使用するように制限はしていない。	
	透析室の感染対策	
	器具，薬剤を患者間で共有しない。薬剤トレイやカートは使用しない。	

◉ 透析室の感染対策の大きな特徴は環境表面の病原体（特に HBV）を重視している点です。特に患者や透析ベッド周辺に触れる時の手袋の装着と供給器材や薬剤などの表面を複数の患者に接触させない努力がなされます[1]。

◉ 医療従事者では，過去の HBV ワクチンによって HBs 抗体を 10mIU/mL 獲得できれば，年月の経過とともに抗体価が低下して検査感度以下となっても HBV ワクチンの追加接種は不要です[3]。万一，HBV が医療従事者の体内に入っても，過去に獲得した免疫によって抗体価が迅速に（曝露後 2 週間以内に）増加します。B型肝炎の潜伏期は 1-6 ヵ月（平均 3 ヵ月）であるため潜伏期を終える頃には血流中には十分な HBs 抗体が流れています。

◉ 透析患者は免疫不全のためワクチンで抗体を獲得できるのは 50-60% の患者です（正常免疫の人では 95% が獲得）。HBs 抗体を獲得できても，免疫不全により抗体価は時間とともに大きく減少します。HBs 抗体が 10mIU/mL

以下になると防御能は失われます。そのため，透析患者は 10mIU/mL を確保するために，年1回の HBs 抗体検査と必要に応じたワクチンの追加接種が必要なのです[1]。

◉ 透析導入前の患者では抗体獲得率が高いため将来透析が必要になりそうな患者にはあらかじめ接種しておくことが大切です[2]。

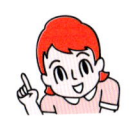

文献

①CDC. Recommendations for preventing transmission of infections among chronic hemodialysis patients. http://www.cdc.gov/mmwr/PDF/rr/rr5005.pdf

②CDC. Guidelines for vaccinating kidney dialysis patients and patients with chronic kidney disease. http://www.cdc.gov/dialysis/PDFs/Vaccinating_Dialysis_Patients_and_Patients_dec2012.pdf

③U.S. Public Health Service. Guidelines for the management of occupational exposures to HBV, HCV, and HIV and Recommendations for postexposure prophylaxis. http://www.cdc.gov/mmwr/PDF/rr/rr5011.pdf

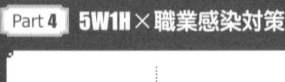

針刺し・切創対策

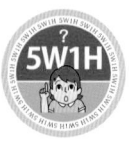

Who
医療従事者。

Where
病院内のすべての区域。

When
鋭利物を取り扱う時，針刺し・切創が発生した時。

針刺し・切創対策

Why
針刺し・切創によって血液媒介病原体に感染する可能性がある。

What
針刺し防止機構付き器材，手袋，病原体別フォローアッププログラム，HBVワクチン，B型肝炎用免疫グロブリン製剤，抗HIV薬。

How
病原体別フォローアッププログラムに従って針刺し・切創対策を行う。

☞針刺し・切創はすべての医療従事者の安全を脅かす出来事です。そのため，すべての医療従事者は針刺し・切創の予防と曝露後の対策を熟知する必要があります。

☞針刺し・切創は病棟，外来採血室，透析室，手術室など病院内のすべての区域で発生する可能性があります。病棟，外来採血室，透析室では注射針やランセットなどによる針刺しが，手術室ではメスなどの鋭利物による損傷が多く発生すると言えます。

☞注射針や留置針などの鋭利物を取り扱う時には常に針刺し・切創が発生する可能性があります。廃棄物の袋の中に鋭利物が紛れ込んでいて，搬送の担当者が針刺しすることもあります。針刺し・切創が発生した時には曝露直後の対応や病原体別フォローアッププログラムを実施します。

W?hy ☞針刺し・切創によって血液媒介病原体に感染する可能性があります。血液媒介病原体には HBV，HCV，HIV などがあります。梅毒は針刺し・切創では感染しません。

W?hat ☞針刺し・切創防止として翼状針や留置針などは針刺し防止機構付き器材を使います。手袋は針などの鋭利物が手袋を貫通する時に器具表面の血液の相当量を拭い去るため曝露血液量を減らすことができます。

H?ow ☞針刺し・切創後は創部を石鹸と流水で洗い流します。眼や口腔などの粘膜が血液を浴びたら流水で洗浄します。創部の消毒や刺入部の血液の絞り出しは不要です。
☞曝露後の対応を終えたら，曝露源となった患者の感染症の有無を患者の同意を得て検査で確認し，陽性であれば，病原体別フォローアッププログラムを実施します。

☞HBV のフォローアッププログラムでは，医療従事者の HBV ワクチン接種の有無，HBs 抗体獲得の有無により対応が異なります（図 1）。曝露源の患者が HBs 抗原陽性であっても，曝露者（医療従事者）が HBs 抗体を保持してい

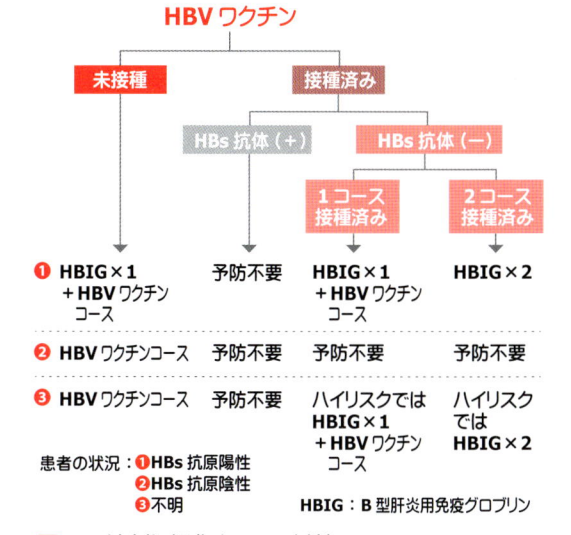

HBV ワクチン

	未接種	HBs 抗体（＋）	HBs 抗体（－） 1コース 接種済み	HBs 抗体（－） 2コース 接種済み
❶	HBIG×1 +HBV ワクチン コース	予防不要	HBIG×1 +HBV ワクチン コース	HBIG×2
❷	HBV ワクチンコース	予防不要	予防不要	予防不要
❸	HBV ワクチンコース	予防不要	ハイリスクでは HBIG×1 +HBV ワクチン コース	ハイリスク では HBIG×2

患者の状況：❶HBs 抗原陽性
　　　　　　❷HBs 抗原陰性
　　　　　　❸不明

HBIG：B 型肝炎用免疫グロブリン

図 1　針刺し損傷とHBV 対策

（CDC. Immunization of health-care personnel, 2011. http://www.cdc.gov/mmwr/pdf/rr/rr6007.pdf より）

れば, 特に対応の必要はありません。しかし, HBs 抗体が陰性の場合は, B型肝炎用免疫グロブリン製剤（HBIG；hepatitis B immunoglobulin）を投与します。この場合, HBV ワクチン接種の既往が 1 コース（0-1-6 ヵ月の 3 回接種）のみなら曝露後 24 時間以内に投与し, HBV ワクチンを 1 コース追加します。2 コースの既往があれば, HBIG は曝露後 24 時間以内と 1 ヵ月後の 2 回投与します[1]。

☞HCV の場合は, 曝露後 48 時間以内に医療従事者の HCV 抗体を測定します。HCV 抗体が陰性であればフォローアップして曝露後 3 週間以上経過した時点で医療従事者の HCV RNA を検査し, HCV RNA が検出されなければフォロー終了です（図 2）。HCV RNA が検出されれば専門医に紹介します。HCV の曝露後対応は経過観察のみであり, 感染予防として抗ウイルス薬を使用することはありません[2]。

☞HIV に曝露した場合は感染リスクを評価します。HIV 感染の危険性と抗 HIV 薬の毒性を比

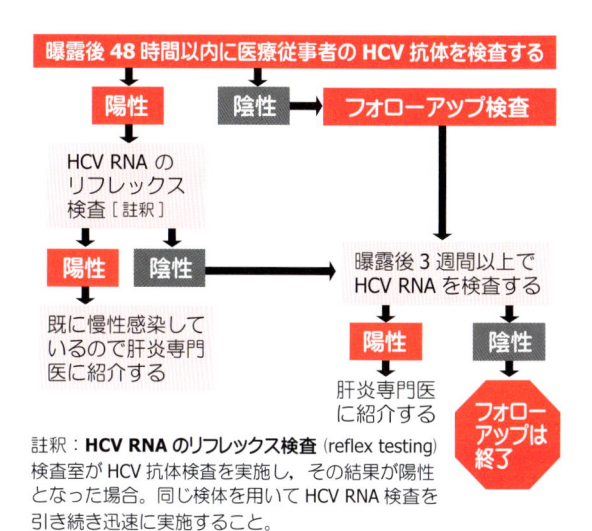

註釈：**HCV RNA のリフレックス検査**（reflex testing）
検査室が HCV 抗体検査を実施し，その結果が陽性
となった場合。同じ検体を用いて HCV RNA 検査を
引き続き迅速に実施すること。

図 2　針刺し損傷後の HCV フォローアップ

較検討し，伝播の危険性が無視できる程度の
曝露であれば，抗 HIV 薬は必要ありません。
内服が必要な場合は抗 HIV 薬（ツルバダ ®＋
アイセントレス ®）を 4 週間内服します。この
場合，曝露から 2 時間以内に内服を始めます。
HIV のフォローアップ期間は 4 ヵ月です[3]。

針刺し・切創対策の肝

○ 針刺し・切創は気を付けていれば防げるというものではありません。様々な条件が重なると，発生してしまうからです。したがって，針刺し・切創が発生しない環境づくりをすることが大切です。そのために，針刺し防止機構付き器材（留置針や翼状針など）が開発されてきました。防止機構にはパッシブタイプとアクティブタイプがあり，前者はオートマチックに作動し，後者は使用者が何らかのアクションを起こさなければ作動しません。針刺し・切創を確実に防ぐためにはパッシブタ

針刺し防止機構付き器材

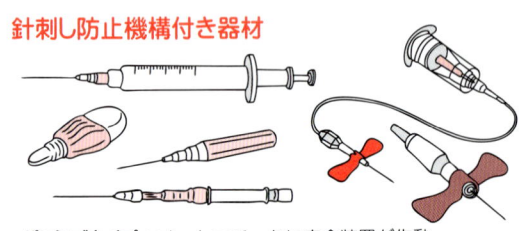

パッシブタイプ：オートマチックに安全装置が作動
アクティブタイプ：使用者のアクションで安全装置が作動

イプの防止機構が必要です。

◉ 注射針と外科用縫合針では血液曝露量が異な
ります。注射針は内腔に血液が溜まるため外
科用縫合針よりも曝露血液量は多いです。注
射針の挿入部位によっても曝露量が異なりま
す。血管内への挿入は，筋肉 / 皮下 / 皮内注
射に比較して注射針の内腔に血液が溜まって
いる可能性が高いからです。針の太さも曝露
血液量に影響します。

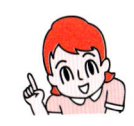

文献···

①Updated U.S. Public Health Service. Guidelines for the management of occupational exposures to HBV, HCV, and HIV and Recommendations for postexposure prophylaxis http://www.cdc.gov/mmwr/PDF/rr/rr5011.pdf

②CDC. Viral infection: Hepatitis C information https://www.cdc.gov/hepatitis/hcv/profresourcesc.htm

③Updated US Public Health Service Guideline for the management of occupational exposures to human immunodeficiency virus and Recommendations for postexposure prophylaxis. Infect Control Hosp Epidemiol 2013; 34（9）: 875-892.

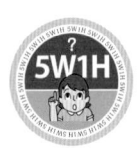

× HBVワクチン

Who
医療従事者，透析患者，糖尿病患者。

Where
外来，病棟，透析室，ワクチン接種センター。

When
病院に勤務する前，透析が予定された時，糖尿病が診断された時。

Why
病院は HBV に曝露する機会が多い環境である。

What
HBV ワクチン，HBs 抗体検査。

How
HBV ワクチンの接種プログラムは 3 回接種で 1 コースとなる。

☞日常生活において B 型肝炎ウイルス（HBV；hepatitis B virus）に感染することはありませんが（HBV 感染者と髭剃りを共有したり，性交渉などがあれば感染することはあります），採血や点滴などによって血液が環境表面に付着している病院環境に長時間勤務する<u>医療従事者</u>は日常業務であっても HBV に感染することがあります。

☞HBV は室温にて環境表面の乾燥血液の中で少なくとも 1 週間は生き続けることができ，皮膚の引っ掻き傷や擦り傷などから体内に侵入します。HBV で汚染された環境表面に手指などが触れた時に，手指の目に見えない程度の擦過創から侵入することもあります。

☞透析室は血液飛散が頻回な環境であり，そこで血液を 1 回 4-5 時間，週 3 回も体外循環している<u>透析患者</u>は HBV に感染するハイリスク集団と言えます。また，透析室では環境表面と医療従事者の手指を介して HBV が患者

から患者に伝播することが知られています[1]。
☞糖尿病患者は血糖を測定するため指に創を
作っています。つまり，HBV が環境表面から
体内に入る侵入口が日常的に作られているの
です。高齢者施設では複数の糖尿病患者が入
所していますが，そこでは血糖測定のために
傷ついた指から血液が滲み出てきて環境表面
に付着する可能性があります。そのような場
所に別の糖尿病患者が触れると，創のある指
先から体内に HBV が侵入するのです。

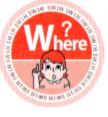

☞外来，病棟，透析室，ワクチン接種
センターなど，HBV ワクチンが接種
できる場所を活用します。

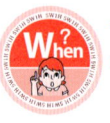

☞病院に就職する人は入職前に HBV ワ
クチンを接種します。医学生や看護
学生などは学生時代の接種が望ましいです。
☞腎不全の患者は透析が予定された時点で接種
することが大切です。透析が始まると，免疫

が低下し，HBVワクチンを接種してもHBs抗体を獲得できる割合が低下するからです。

☞糖尿病患者は糖尿病と診断された時点でHBVワクチンを接種します。血糖測定の際にできる創が環境表面に触れてHBVが侵入することがあるからです。

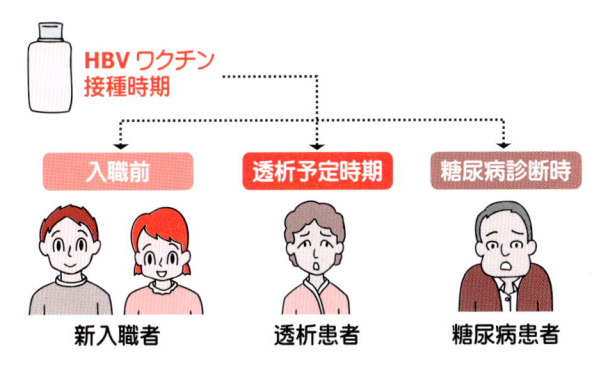

**HBVワクチン
接種時期**

入職前	透析予定時期	糖尿病診断時
新入職者	透析患者	糖尿病患者

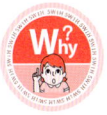

☞病院はHBVに曝露する機会が多いハイリスクな環境ですから，そこで長時間滞在する医療従事者や透析患者にはHBVワクチンが必須となります。

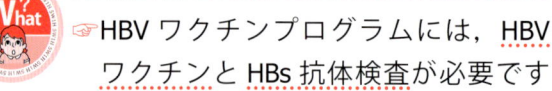

☞HBV ワクチンプログラムには，HBV ワクチンと HBs 抗体検査が必要ですが，これは接種対象者により異なります。医療従事者と透析患者は HBV ワクチンを 1 コース接種（0-1-6 ヵ月の 3 回接種）してから 1-2 ヵ月後の HBs 抗体検査で HBs 抗体 10mIU/mL の獲得を確認します。これらの人々はハイリスクな環境に長時間滞在するため抗体獲得の確認が必要なのです。しかし，一般人（糖尿病患者を含む）は医療従事者や透析患者ほどの

表1 一般人（糖尿病患者を含む）と医療従事者と透析患者の HBV ワクチンコースの違い

	接種後の HBs 抗体検査	HBs 抗体低下後のブースト
一般人（糖尿病患者を含む）	不要	不要*
医療従事者	必要	不要
透析患者	必要	必要

＊一般人には接種後の HBs 抗体検査は実施しないので，HBs 抗体が低下したか否かは不明です。

ハイリスクな環境に滞在しているわけではないので，1コース接種すればプログラムは完了し，HBs抗体検査は実施しません（表1）。

☞HBVワクチンは3回接種（1コース）します。1回接種の4週間後に2回目，1回接種の6ヵ月後に3回目を接種します。多忙などの理由で2回目や3回目の接種が忘れられたり，中断されてしまうことがあります。1回目の接種後に中断されたら，2回目は可能な限り早く接種します。2回目の接種が遅れた場合，3回目の接種は2回目から少なくとも2ヵ月の期間を開けなければなりません。3回目の接種のみが忘れられた場合は，可能になった時点で接種します。

☞HBVワクチンは成人では三角筋に注射します。臀筋に注射すると免疫原性が低下してしまうからです。また，皮下注射は筋肉注射よりもHBs抗体の獲得率が低くなり，最終濃度も低くなります[2]。

HBV ワクチンの肝

◉ 医療従事者に HBV ワクチンを 1 コース接種
して，HBs 抗体が 10mIU/mL 以上獲得できれ
ば「B 型肝炎に対する免疫あり」と判断できま
す。10mIU/mL 未満の場合には 2 コース目を
追加します。2 コース目に反応する可能性は
30-50% だからです（図 1）。もし，2 コース
目で HBs 抗体が獲得できなければ，3 コース

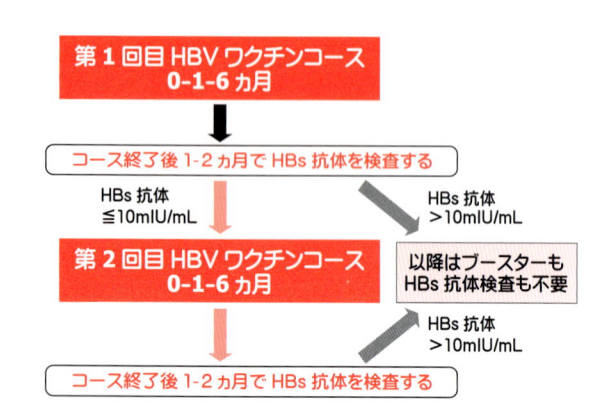

図 1 医療従事者における HBV ワクチンコース

目は実施せず，医療従事者には「HBs 抗体を獲得できないので HBV に感受性あり」と伝えます。そして，血液曝露に最大の注意を行い，倦怠感などの肝炎症状がみられたら受診するように指導します。10mIU/mL 以上の抗体価が獲得できれば，以降の抗体検査は不要です。また，HBs 抗体が年月とともに低下して，10mIU/mL 未満になっても，HBV への抵抗性は維持されるためブースター接種は必要ありません。

- 透析患者も HBs 抗体が 10mIU/mL 以上獲得されれば HBV に免疫ありと判断されます。医療従事者との違いは，「医療従事者は 10mIU/mL 以上の HBs 抗体が獲得されれば，以後は HBs 抗体検査は実施する必要はなく，HBs 抗体が 10mIU/mL 未満になったとしてもブースター接種は必要ない」のに対し「透析患者は 10mIU/mL 以上の HBs 抗体が獲得されても，HBs 抗体検査を毎年実施し，10mIU/mL 未満になったらブースター接種をする」というこ

とです。医療従事者は免疫不全ではないので，一度 HBs 抗体を獲得すれば年月の経過につれて HBs 抗体が低下して検出感度以下となっても HBV への抵抗性は保たれますが，透析患者は免疫不全であるため，HBs 抗体が 10mIU/mL 未満になると HBV への抵抗性が保たれないからです。

- HBV ワクチンは 1 コースで 3 回接種（0-1-6 ヵ月）ですが，3 回接種の途中で病院を移動しなければならない時，移動前の病院と移動後の病院で HBV ワクチンの製造元が異なる場合がありますが，製造元が異なっても，免疫反応には差はないので接種しても構いません。

- HBV ワクチンは他のワクチンと同時接種しても抗体反応に影響はありません。ただし，同時接種する時には，異なる部位に接種し，異なる注射器を用います。

- 糖尿病患者はそうでない人に比較して，23-59 歳で 2.1 倍，60 歳以上で 1.5 倍，急性 B 型肝炎に罹患しやすく [3]，HBV に感染すると重症

化しやすいため HBV ワクチンを接種するの
が望ましいのです。

- HBV ワクチンは妊婦にも禁忌ではなく，胎児
への副反応の危険性もないため妊婦も安心し
て接種できます。また，授乳中に接種しても
構いません。HBV ワクチンには生きたウイル
スは含まれていないので，妊娠および授乳は
接種の禁忌にはならないのです[4]。

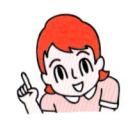

文献 ....
①CDC. Recommendations for preventing transmission of infections among chronic hemodialysis patients https://www.cdc.gov/mmwr/preview/mmwrhtml/rr5005a1.htm
②CDC. Guidelines for the management of occupational exposures to HBV, HCV, and HIV and Recommendations for postexposure prophylaxis http://www.cdc.gov/mmwr/PDF/rr/rr5011.pdf
③CDC. Use of hepatitis B vaccination for adults with diabetes mellitus: Recommendations of the Advisory Committee on Immunization Practices（ACIP）http://www.cdc.gov/mmwr/PDF/wk/mm6050.pdf
④CDC. Guidelines for vaccinating pregnant women.http://www.cdc.gov/vaccines/pubs/preg-guide.htm

索引

著者紹介

矢野邦夫（や の く に お）　浜松医療センター 副院長 兼 感染症内科長 兼 衛生管理室長

略歴：1981 年 3 月　　　名古屋大学医学部卒業
　　　1981 年 4 月　　　名古屋掖済会病院
　　　1987 年 7 月　　　名古屋第二赤十字病院
　　　1988 年 7 月　　　名古屋大学　第一内科
　　　1989 年12月　　　米国フレッドハッチンソン癌研究所
　　　1993 年 4 月　　　浜松医療センター
　　　1996 年 7 月　　　米国ワシントン州立大学感染症科 エイズ臨床短期留学
　　　　　　　　　　　　米国エイズトレーニングセンター臨床研修終了
　　　1997 年 4 月　　　浜松医療センター　感染症内科長（現職）
　　　1997 年 7 月　　　同 衛生管理室長（現職）
　　　2008 年 7 月　　　副院長（現職）

　　　・医学博士
　　　・浜松医科大学　臨床教授
　　　・日本医師会認定産業医
　　　・感染制御医
　　　・感染症専門医
　　　・抗菌化学療法指導医
　　　・日本内科学会認定医
　　　・エイズ学会認定医・指導医
　　　・血液専門医
　　　・輸血専門医
　　　・日本感染症学会，日本環境感染学会　評議員

著書：マメカン〜絵でみる感染防止キーワード 200（リーダムハウス），感染対策の
　　　レシピ 第 2 版（リーダムハウス），矢野流！感染予防策の考え方―知識を現
　　　場に活かす思考のヒント（リーダムハウス），秘伝！感染対策 院内レクチャー
　　　のコツ！（リーダムハウス），感染制御 INDEX 100 の原則（ヴァンメディカ
　　　ル），ねころんで読める CDC ガイドライン（メディカ出版）など多数

5W1H × 感染対策
6つの要素で対策の肝をつかもう！

2018 年 12 月 3 日　初版発行

著　者　矢野邦夫

発行者　多賀友次

定　価（本体 2,300 円＋税）

発行所　株式会社 **リーダムハウス**

〒 464-0841　名古屋市千種区覚王山通 8-48　セゾン覚王山 206 号
TEL　052-753-7675　FAX　052-753-7681　www.readam.co.jp

© Kunio Yano 2018 Printed in Japan
印刷・製本　株式会社シナノ
ISBN978-4-906844-16-6　C3047　　乱丁・落丁の場合はおとりかえします。